LOCUS

LOCUS

LOCUS

LOCUS

Smile, please

Smile 148
經絡解密 卷三
充滿幸福甜滋味的大地之母——脾經

作者 沈邑穎
策畫 蕭菊貞
封面畫作 吳冠德
內頁圖 小瓶仔
責任編輯 李濰美
美術設計 許慈力
中藥材攝影 陳德寶
內文審閱 莊智翔
校對 余宛眞、鄒牧帆、張薇馨、
陳立山、張玉玲、蕭菊貞、沈邑穎

出版者：大塊文化出版股份有限公司
台北市 105022 南京東路四段 25 號 11 樓
www.locuspublishing.com
讀者服務專線：0800-006689
TEL：(02)87123898　FAX：(02)87123897
郵撥帳號：18955675　戶名：大塊文化出版股份有限公司
法律顧問：董安丹律師、顧慕堯律師
版權所有　翻印必究

總經銷：大和書報圖書股份有限公司
地址：新北市新莊區五工五路 2 號
TEL：(02) 89902588　FAX：(02) 22901658

初版一刷：2018 年 7 月
初版五刷：2020 年 12 月
定價：新台幣 500 元
Printed in Taiwan

經絡解密

卷三

解密

充滿幸福甜滋味的大地之母

脾經

沈邑穎 醫師

目　錄

《經絡解密》導言

為什麼我們需要認識人體經絡？

　　中醫發現這個精妙的人體連結系統，因為有著如紡織物的網絡狀態，就稱之為「經絡」，是維持生命的重要系統。中醫經典《黃帝內經》中強調，經絡深深影響一個人的生老病死四大環節，如果經絡照顧得當，就可以健康長壽。

　　十二經脈是臟腑運送氣血至全身的重要通路，人體的組織器官從而得到充分的營養，身體自然健康。反之，如果經脈阻塞氣血無法送達，與這條經絡所連結的臟腑與軀幹四肢，就會失去營養而產生不適或疾病，中醫稱為「不通則痛」。因此想要健康，經脈務必要暢通，「通則不痛」，組織器官得到營養，痛感自然就解除了。

　　經脈除了與一般人有關之外，它更是中醫師習醫的核心基礎，而且學無止境，未來醫療能力的高下取決於經絡的了解和應用，值得窮畢生之力去研修，去探討。

為何用對穴位，就能產生神奇的療效？

　　穴位在經絡系統上，是經脈裡面的氣血輸注到體表的部位。

穴位就像是經絡列車的停靠站，每條經絡都跟鐵道沿線一樣，滿佈著大大小小的穴位，它們的功能主要來自所屬的經絡系統。不同的經絡系統互相支援，互補互助守護著人體。

認識經絡與穴位，也是認識人體小宇宙的金鑰，治療疾病不能只是頭痛醫頭，腳痛醫腳，要找到病根病因，善用經絡特性，從正確的穴位下手，自然能產生好的療效。

經絡四大系統好像有點複雜，該如何理解？

經絡系統是人體運行的設計傑作，有許多奧秘等著我們去挖掘探索。但許多中醫初學者卻一聽到經絡四大系統就皺眉頭了，擔心自己讀不懂。我在《經絡解密》系列書中以現代智慧型手機來作比喻，經絡系統就跟手機傳輸線一樣！人體內在臟腑好像手機，經絡系統就像傳輸線，人體的四肢末梢則像傳輸線的插頭端。

書中的經絡圖有何不同意義？循行是單側，還是對稱呢？

在這套書中，每條經絡系統都有三種圖來說明，分別是：人形圖、循行簡圖、經穴圖。

1.**經絡人形圖**：標示經絡在人體的循行路線，簡稱「經絡圖」。經絡系統同時存在人體兩側，但為了便於觀看，將經脈、經別及絡脈繪製在人體的左側，黑色為經脈，藍色為經別，綠色為絡脈；經筋則以藍色色塊標示在人體右側。

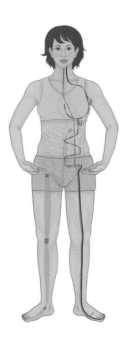

2.**經絡循行簡圖**：將經絡循行以色塊及線條表現，比較容易掌握要訣。因為長得很像捷運路線圖，簡稱為「捷運圖」。捷運圖的顏色及形狀都有經過特殊思考喔！包含臟腑本身所屬的顏色，四肢顏色較淡，軀幹顏色較深。經筋部分，凡是結聚的部位，都會再用黑線框起來。

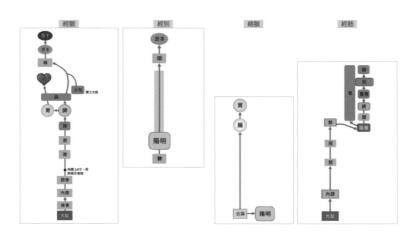

3. **經穴圖**：將屬於本條經脈的穴位連結而成。

穴位是人體珍貴氣血輸注的部位，聰明的人體會將寶貴資源做最佳分配。身體重要部位會有許多經脈通過，但不一定每條經脈都會有穴位。例如，大腸經脈雖然通過腹部和胸部，卻沒有穴位，而是將所有穴位分布在肩臂和頭面部，胸腹部就由老大哥胃經經脈去分配，以免資源重複。

所以，經穴圖通常比經脈圖簡單，對於學習者而言也較為容易掌握。但若要了解穴位的功能及應用，還是需要回到經脈系統，經穴圖只是方便法門而已。這個觀點在本書 121 頁有詳盡說明。

「解密」與「中醫師不傳之祕」有何不同？

✤ **解密**：較為深入的內容說明，適合有中醫基礎，或對於中醫有進一步興趣的讀者。

📖 **中醫師不傳之祕** ：偏向中醫專業內容，適合有較深的中醫基礎，或者從事中醫與相關醫療的讀者。一般讀者若覺得較為艱深，可以略讀或越過。

序曲：給自己的人生裝入滿滿幸福滋味吧！

　　脾在五臟六腑之中最具有母性的特質。在中醫常用的五行屬性上，脾屬土，土與大地的性質相通，大地孕育長養萬物，就像是孕育孩子的母親一樣，所以人們常以「大地之母」譬喻土地與自然界的關係。回到人體的小宇宙，中醫也稱脾為「脾母」。

　　過去，我常以長紅的日劇角色「阿信」來比喻脾的孕育母性和堅毅性格，因為阿信溫暖又帶點悲苦的母親形象，曾經賺得了許多婆婆媽媽們的眼淚，不少病人都跟我說過那故事，但我心裡總想著：難道母性不能甜美一點嗎？

　　直到我試著把脾「屬土，味甘，色黃，開竅於口，其華在唇」這五個特質組合起來時，突然對脾母這形象有了不同的感受，這位豐腴的母親，就彷彿是我搭火車穿梭在台灣東部時，在池上、關山所見那一大片長滿黃澄澄稻浪的土地，映照在藍天綠水之間，讓人不自覺地升起一股幸福感。我們的母親不正如大地一般，毫不保留的給予我們源源不絕的愛，這才是脾的甜蜜家滋味呀！

　　在《內經》中關於脾經經絡系統的循行介紹頗為簡要，但脾經在人體中所含藏的秘密與重要性，完全值得我們以一本專書來

好好認識她。尤其了解脾經在人體體腔裡，就像一個簍子般向上托住重要的臟器，孕育守護著我們，再加上脾經更是下一條經絡「心經」愛的能量來源，這些都是讓我不得不感動的脾經力量。希望這本書也能讓每位讀者發現體內這位守護著我們不離不棄的母親。

在進入脾經的經絡旅程前，要先讓大家重溫一下脾的好伴侶，也是在《卷二》大胃王裡的大哥「胃經」，「脾＋胃」在人體的分工與連結關係上實屬一家親，他們要打造人體的幸福感，可是不能少了對方。下面先請大家戴上人體劇場的 3D 眼鏡來認識脾胃關係。

脾胃要結婚，一定要幸福喔！

話說胃與脾相識已久，相知相惜，還一起開餐廳，是工作與生活上的好夥伴，見到周邊許多同學和同事都步入禮堂，兩人也決定要結成連理。婚前不免俗的也要找個算命先生來合合

八字，確定兩人適不適合長久相處。

　　算命師要他們寫下自己的名字，動作向來迅速的胃，毫不遲疑的拿起桌上的藍筆寫下【胃】，脾則是害羞的拿起紅筆寫下【脾】。這位老師不僅會測字，還懂姓名學和中醫學，他看了兩個人的名字馬上就說：「真是陰陽和諧，天造地設的一對呀！」脾、胃聽了都很高興，連忙要老師多解釋一些。

胃　　算命師說：「胃先生姓中有【田】，代表家裡本來就有不少田產，但卻不喜歡在父母的庇蔭下過日子。這些年來靠著自己的聰明才智和努力不懈，累積了不少財富。我猜胃先生是家中長子，責任心很重，必要時也會撐起家業，所以家族未來應會越來越興旺。胃先生個性很陽光，胃口不錯，廚藝也很好，適合走餐飲業。姓氏中的【月】代表肌肉，你看他氣色多好，身體健壯，一輩子衣食無虞，是個值得倚靠的好對象！」

脾　　脾聽了很欣慰，連忙請算命先生說說自己的情況：「脾小姐名字也有【田】字，加上下面的【千】字，表示家庭環境相當不錯，田跟千合起來變成【卑】字，代表個性溫柔體貼細膩，嘴巴很甜，對人又寬容，無論在

職場上或是朋友圈的人緣都很好，大家都喜歡來跟妳說心裡話，工作適合從事對外的企宣業務方面。還有對家庭的照顧部分，脾小姐充滿女人味和母性溫柔的特質，左邊的【月】宛如月亮，未來在養兒育女及理家方面都能處理得很圓滿。」

算命仙整合出結論：「胃先生能夠娶到脾小姐，肯定是一生中最大的幸福。兩人個性一陽剛一陰柔，合作事業會配合得非常好。你們共組的家庭，外面有胃先生打拚，裡面有脾小姐守護，生活幸福美滿，所以才會說你們是天造地設的一對呀！」

胃經、脾經的經絡特質與他們的親密關係，現在是不是更鮮明了？其實，我們每個人的身體與心靈中，都同時存在胃經與脾經，只要能夠順應自然，剛柔並濟，自然能夠維持身心的和諧，也唯有心中的愛飽滿了，才能讓對外的生活踏實知足。

寫這本書對我來說，是一趟充滿驚喜的發現之旅，也是一場充滿溫暖與愛意的感性交會。我們一起走進脾經的世界吧！

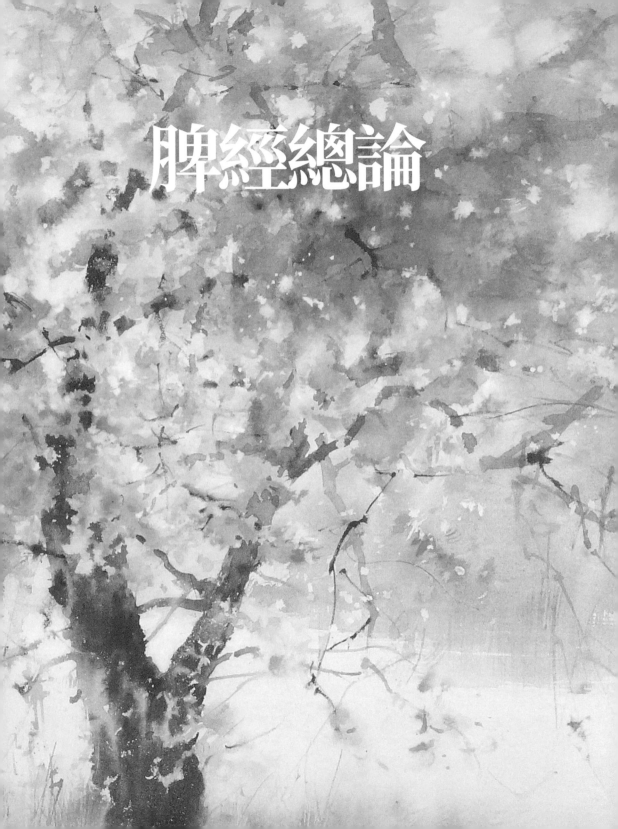

脾經總論

幸福一籮筐：守護幸福家、甜滋味的脾經

其實古代醫家早已發現脾的秘密：脾在人體中以一個類似簍子（籮筐）的型態存在，小心翼翼地呵護著生命的運行，就像媽媽和大地之母般對待孩子，悉心照顧。我稱這脾經的簍子是每個人皆具的「幸福一籮筐」，陪伴我們終生！

解密脾經的過程讓人十分欣喜，我思索著如何把這麼特別的經絡系統介紹給大家，擔心自己的拙筆恐怕無法全然傳達出這股幸福滋味，所以決定以較擅長的圖表來解說，費了一番心思，終於完成右頁的「脾經幸福一籮筐圖」。

這張圖表把脾臟、脾經系統，以及脾和大地的對應關係全部納入。脾臟的土性宛如大地之母，承載並包容萬物，脾臟的健運宛如太陽，時時刻刻運轉不息，符合《周易》「天行健，君子以自強不息。地勢坤，君子以厚德載物」的天地觀，也應合了中醫的「天人相應」。脾有女性的陰柔特質，還兼具陽剛堅毅，讓人體會到脾的「為母則強」，宛如母親願意為孩子犧牲奉獻，讓我們得以安然生活在天地間。

這張圖示中，先整理出以下幾個關鍵重點，於後再分別詳述：

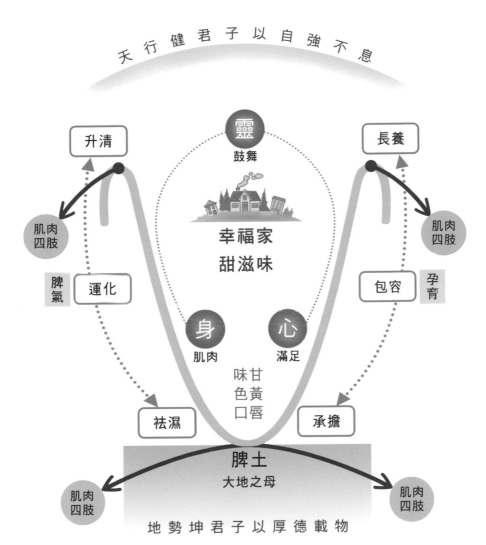

脾經幸福一籮筐圖

脾臟特質（在圖中央及兩側）：

　　屬土，味甘，色黃，口唇（開竅於口，其華在唇）；
　　主肌肉和四肢。

脾臟功能（在圖的左側）：

　　涵括為「脾氣」──主運化（包括生血），升清（包
　　括統血）和袪濕。

脾對應大地（在圖的右側）：

　　涵括為「孕育」──主包容、長養和承擔萬物。

經絡系統（在圖中央，圓弧向上的圖案）：

　　脾經經脈和經筋系統在胸腹部共同連結成一個如簍
　　子般的立體結構。

　　為何我會在脾經的介紹中，一直強調幸福感與家滋味？答案
已經濃縮在這張圖中了。中醫學的特色是全人的整合醫學，唯有
身心靈和諧平衡，才能為我們帶來真正的幸福感，這股人人皆有
之愛的能量，秘密就藏在脾經裡。

脾臟的六大特質

五行屬土，五味屬甘（甜），五色屬黃，五志屬思，開竅於口唇，主肌肉和四肢。

1. 五行屬土：無私給予的大地之母特質

天空猶如父親，大地猶如母親，所以大家常說，媽媽在的地方就是家，女性等同於家的代名詞，除了懷胎十月孕育了我們，另一方面也來自於母親的愛有如大地，生生不息。

脾的五行屬土，土地有著樂於給予、不求回報的體貼憨厚特質，每個生命都來自於大地，也終將歸於大地。大地是生命的舞台，長養萬物，也承載萬物，賜給人們踏實感與滿足感。所以中醫稱脾為「脾母」，在五臟六腑中最具有母性特質。

人們對於土地的態度，其實也代表著自己對於生命的態度。大自然是如此豐美富足，人類只是其中一員而已。即使人類的貪婪損傷了大地，無私博愛的大地之母依舊給予每一個生命體無邊的力量。脾母也是一樣，無微不至的照護身體，忙碌的我們，何妨放緩腳步，靜下心來，感受並感恩大地與脾母的恩賜！

美國著名的〈西雅圖酋長宣言〉，不僅闡述印地安人對於人與土地的看法，也將土地譬喻為母親。如下謹節錄部分內容，並調動內文順序：

But how can you buy or sell the sky? the land? The idea is strange to us. If we do not own the freshness of the air and the sparkle of the water, how can you buy them?

但是您怎麼能夠買賣穹蒼與土地呢？這對我們而言，是非常奇怪的想法啊！假如我們根本就不擁有空氣的清新與河流的光耀，您怎能買下它們呢？

Every part of the earth is sacred to my people. Every shining pine needle, every sandy shore, every mist in the dark woods, every meadow, every humming insect. All are holy in the memory and experience of my people.

對我的族人而言，這塊大地的每個部分都是聖潔的。每一枝燦爛閃亮的松針、每一處沙灘、每一片密林中的薄靄、每一片草地、每一隻嗡嗡作響的昆蟲。所有這些生物，在我族人的記憶與經驗中都是神聖的。

The shining water that moves in the streams and rivers is not just water, but the blood of our ancestors. If we sell you our land, you must remember that it is sacred. Each glossy reflection in the clear waters of the lakes tells of events and memories in the life of my people.

銀波盪漾的河水並不只是水，而是我們先祖們的血液。倘若我們把土地賣給您，您必須記住，這是塊神聖的土地，清澈湖水中的每一抹倒影裡，都訴說著我們族人生命中動人的故事與回憶。

We love this earth as a newborn loves its mother's heartbeat. So, if we sell you our land, love it as we have loved it. Care for it, as we have cared for it. Hold in your mind the memory of the land as it is when you receive it. Preserve the land for all children, and love it, as God loves us.

我們愛護這片大地的心情，猶如新生兒眷戀母親的心跳聲一樣。所以，若我們將我們的土地賣給您，請以我們過去愛護她的心態繼續愛護她，看顧她。在你心中要常保大地的記憶，為所有孩子保留大地的原貌，並且愛護她，一如上帝愛護我們一般。

資料來源：http://www.csun.edu/~vcpsy00h/seattle.htm

多麼感人又心酸的宣言啊！透過酋長的眼睛，我們看到了族人對於大地的崇敬，和族人將生命託付給大地之母的緊密連結。到了 21 世紀，土地買賣風氣依舊盛行，但是土地真的不是我們可以任意掠奪以及侵略的物品——大地是我們的母親，是我們生命的源頭和歸處。

2. 五味屬甘（甜）：令人滿足與舒緩的幸福感

　　在中醫的五味歸屬上，脾屬甘，還進一步提及「甘令人滿」、「甘令人緩」，這是什麼道理？為甚麼甜味可以令人滿足，並能安撫我們焦躁不安的情緒呢？

　　記得小時候特別喜歡吃糖，常跑去「柑仔店」買彩色西瓜皮線條、外面滾滿糖粒的金柑仔糖，圓圓胖胖一顆放進嘴裡，連臉頰都會擠凸出來，彷彿要讓全世界的人都羨慕你在吃糖果⋯⋯。這份屬於童年的幸福滋味，讓我一直久久難忘。

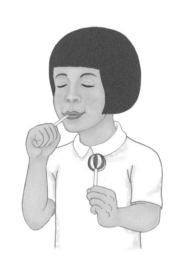

　　出社會後開始愛上小熊 QQ 糖，尤其工作壓力大的時候，特別愛吃糖。

據傳當年跟我去馬祖義診的年輕醫師們，都被前任學長姐交代，要幫沈醫師帶一包小熊糖。過了好幾年後，我才終於了解年輕醫師「剛好」都帶著QQ糖的真正原因。人在外島，坐在海邊吹海風，吃著甜滋滋的糖果，真的很幸福，這感覺也是至今難忘。

雖然食物中酸、苦、甜、辛、鹹五味俱全，但令人感到幸福的滋味只有一種，就是「甜味」。或許成人們都已遺忘，但嬰兒吸吮到的第一口食物，就是母乳，母乳中具有豐富的葡萄糖，這微甜的滋味是我們生命中的第一次味覺經驗，也是對母親的味覺記憶。在成長的過程中，「甜食」常用來慶祝開心的事，即使不喜歡吃甜食的人，也不能否認甜味帶來的甘美與幸福感。

演化學者也發現，從非洲的人類老祖先開始，就知道由成熟水果或珍貴蜂巢所取得的糖是難得的營養好料，它的高熱量與高吸收率更是當時狩獵生活中，難得的優質食物，也是較具生理優勢的人才能享用，因此透過基因很可能把愛吃甜食的嗜好傳給後代。 這個說法很有趣，因為在許多不同的語言文字中，「甘」、「甜」、「sweet」、「honey」、「candy」等，不僅代表生理味覺上的反應，也可延伸為滿足、幸福、愛等心理上的覺受。

近代西方醫學研究發現，甜食對於大腦的情緒反應有顯著影

響，可以讓人心情頓時變好。主要原因是甜食中的糖分，能夠刺激身體分泌胰島素，胰島素又能讓身體中的色氨酸更容易進入細胞中。色氨酸是產生血清素的重要氨基酸，血清素進到大腦會讓人產生安定及愉悅的感覺。經過一連串的人體化學反應，和生活經驗的累積，一般人只要覺得心情低落或疲勞倦怠時，很容易去找尋甜食，讓身心放鬆，這與中醫說法中「甘令人緩」的意思一樣。

我再以「甘令人滿」來說明兩件事。關於「滿」，一是甘美食物帶來生理上的滿足與飽足感，以及心理上的幸福感。另一是在中醫的臨床診治上所意，指過度的甜食非常滋膩難消化，「滿」就會變成病理上的脹滿，例如腹部脹滿，就會影響食慾以及消化吸收功能。有些脾胃功能比較敏感的人，一吃甜食就泛胃酸，胃堵悶，甚至還會胸悶。另外，過多的甜食也容易生痰，許多人吃完甜食後，常覺得喉嚨卡著滿滿的一坨痰，吞吐都不利，會不自主的持續清理喉嚨。再加上脾主痰濕，每天已經忙著處理體內的痰濕，若再攝入過量甜食，加重脾的工作負擔，長久下來會對脾造成直接傷害。

適當的糖可以讓人愉悅，但過量的糖則會讓人生病，尤其現代人精緻飲食過量，糖分攝取過高，許多人罹患糖尿病，在中醫的看法上，也與脾病有關。

後來我也在臨床上發現老人跟小孩一樣特別喜歡甜食，包括我老爸也是如此。因為甜味在舌頭的接收器是在舌尖，年紀大的人味覺容易退化，食慾、吸收也比較差，甜食往往能夠刺激食慾，也能快速地轉化為大腦所需的能量。就像我父親年輕時並不嗜甜食，年紀愈大竟然越吃越甜。某個假日，老爸從房間抱出一罐四方形塑膠桶，神秘兮兮的問我：「妳要不要吃？」低頭一看，天哪！裡面滿滿都是五顏六色的金柑仔糖！爸爸的眼睛裡充滿孩子般的稚氣與淘氣，臉上藏不住興奮的笑容，開心與我分享他的珍藏，成為「蜜友」，這桶金柑仔糖就成為我們父女倆甜蜜的秘密。

　　不過也要提醒大家，如果家中老人突然大量嗜吃甜食，那可能是疾病的徵兆，不能輕忽。

　　人們對於甜的感受還延伸到外貌的看法。對於面部五官常帶著笑容，看起來舒服、親切、有好感的可愛女生，常說她們長得很「甜」，看了令人心情放鬆，想要親近。相反地，對於表情嚴肅、五官糾結、心事重重的人，常說是「苦瓜臉」，令人有緊繃感，不會想要接近。而在台灣民間習俗中，訂婚時女方會奉甜茶及湯圓招待男方親友，婚禮祝詞也會有「吃甜甜，明年乎妳生後生（兒子）」，可見甜味在民俗方面也是一種幸福事。

3. 五色屬黃：開胃，溫暖與希望

　　根據研究，凡是鮮艷的顏色都有增進食慾的效果。尤其紅色、橘色和黃色等色調看了令人胃口大開，食指大動。其中橘色是最能促進食慾的顏色。大家可以仔細觀察一般餐廳或麵包店（不含特殊風格的餐廳），幾乎都以大地色系作為裝潢的元素，也許出現在招牌、餐桌、桌布、菜單或室內裝置等等，餐廳老闆都曉得用這個顏色偷偷地勾引你的脾胃呢！

中醫如何看待橘色這個挑逗脾胃的顏色呢？

　　橘色是由黃色加上紅色調合而成。紅色屬心，五行屬火；黃色屬脾，五行屬土。在五行關係上，火可以暖土，像日常生活人們會用火來煮熟食物一樣，同理，心火可以促進脾土的食慾和消化能力。將心火的紅色混合脾土的黃色正好變成橘色，無怪乎會讓人一看到這個顏色，馬上食慾大開！我猜想橘色會促進食慾這個特性，也許始於人類開始用火烹煮食物，有了熟食以後的生活！

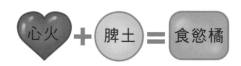

在自然界中，青色大多是蔬果、穀物尚未熟成的顏色，通常口感偏澀，才有「青澀」一詞，黃色、橘色則是成熟的顏色，代表著豐收與富足；剛升起的太陽是橘紅色，黃色的燈光給予忙碌的都會人溫暖，客廳裡暈黃燈光也代表家人的期盼與守候。記得有一首歌《留一盞燈》：

留一盞燈讓流浪的人　有一種回家的感覺

留一盞燈讓晚歸的人　有一種被等待的感覺

不要讓孤獨　常常來作客

不要讓寂寞　啃蝕疲倦的心靈

相信這是一盞黃色燈光，給予路過的游子及晚歸的人一分溫暖。

中國人常說「能吃就是福」，橘色能促進食慾，黃色能給予人們希望與滿足感，可見脾的顏色完全是個「幸福」色系！

4. 五志屬思：細膩，周全的媽媽心

人有五志七情，五志對應肝、心、脾、肺、腎五臟，分別為：怒、喜、思、憂、恐。其中脾主思，思則氣結。「思」字是由「田

心」兩字合成，脾臟屬於土，與田地有關聯，脾經的下接經是心經，完全符合「思」字的特性。

脾主「思」是指個性比較細膩，考慮比較周全。因為脾臟功能正常就能運化養分去滋養全身，讓人頭腦清楚，思考縝密。而且脾臟具有「媽媽心」的特質，非常關愛家人及孩子，處處為家人著想。如果顧慮得恰到好處就是「細心」，如果想得過多就會變得「太操煩」，甚至可能引發身心失調的症狀。

例如許多家庭當中，只要家人出門，媽媽就會懸著一顆心，掛念東擔心西，直到家人平安回家才能放下心來，這樣的媽媽心大家應該都經歷過。如果媽媽過度思慮，而讓自己陷入了焦慮恐慌的狀況，那可就不妙了。長期的過度思慮，導致脾氣停滯，影響脾的運化功能，而出現茶不思、飯不想的情況，中醫稱為「思則氣結」。

經典文學《紅樓夢》中的林黛玉就是標準思慮過度的人。思慮過度會影響脾氣，降低脾的運化能力，致使脾土不開，沒有食慾，胃無法受盛腐熟水穀，消化不良，營養不足，人就會日漸消瘦。

5. 開竅於口，其華在唇：食慾、消化與營養吸收

依據中醫的臟腑理論，脾胃為氣血生化之源，提供身體的養

分，宛如國家管理糧倉的官職，所以稱為「倉廩之官，五味出焉」。水穀是從口唇進入消化道，《內經》進一步說：「脾開竅於口，脾氣通於口，脾和則口能知五穀，脾其華在唇。口唇者，脾之官也。」簡單的說，就是口與唇歸脾管理。但脾經系統在面部只到舌頭部位，並沒有直接循行到口唇，主要是藉由胃經「還出挾口，環脣」來連結唇口。

脾開竅於口唇的意義主要與進食有關。如果脾的功能正常，就能辨別食物的各種味道。《內經》還說「心氣通於舌，心和則舌能知五味矣。」脾知五穀跟心知五味有何差別？個人認為，心對於味道的感受傾向於欣賞與品嚐，而脾對於五穀的感受除了味道之外，還兼有食慾。因為脾本身跟食慾很有關係，食慾正常才會願意張口去接納食物。有帶過小孩的家長都知道，孩子只要遇到不想吃的東西，都會轉開頭，抿住嘴，不讓大人把食物塞進嘴裡。

所以，口唇就是脾在頭面五官的官竅，就像鼻子是肺的官竅一樣的概念。既然脾之華在唇，就可以從嘴唇的色澤來判斷脾的消化功能。正常的唇色應是紅潤色，如果唇色偏白，表示氣血不足，要加強脾胃吸收功能；顏色深紅，表示氣血瘀滯或是體內熱盛，要注意脾的運化功能，少吃辛辣或燥熱食品。《內經》中也指出脾病的人，嘴唇會偏黃，這在胃經篇介紹過，嘴唇周圍會呈

現營養不良的黃色。

　　臨床上曾遇到不少病人有嘴唇脫皮問題，怎麼擦護唇膏都沒有用，這也透露了脾功能失調的跡象。

　　還有一種口唇的狀況也很讓人煩惱：口唇合不攏，常發生在小朋友及老人身上，甚至還會不自覺的流口水。《內經》說人體有五液「五藏化液：心為汗，肺為涕，肝為淚，脾為涎，腎為唾，是謂五液。」涎就是唾液口水之意。正常的唾液，口水會在口腔內流動，若脾臟氣虛，無法管控口水，加上口唇無力而鬆開，就會出現不自覺流口水的現象，這類症狀都可以加強脾氣來改善。

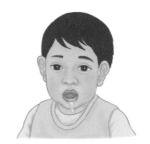

　　脾臟所獨具的母性特質，也讓脾經系統與人體生殖系統關係密切，所以女性骨盆腔的情況也會反映在嘴唇周圍，例如嘴唇周圍透出青色，代表子宮偏寒，容易痛經；嘴唇下方的下巴紅腫還出現痤瘡，代表子宮內有濕熱，容易出現黃色分泌物等。

　　除了飲食及婦科之外，口唇在生命中還扮演著親密的角色。例如：生命中第一個來自別人的親暱膚觸，通常來自母親親吻我們的臉頰；生命中第一個與別人的親暱膚觸，則是自己的嘴唇含住母親的乳頭，吸吮滋養生命的乳汁。嬰兒含著母親的乳頭睡覺

會有安全感。成年後與所愛之人的接觸多始於牽手，然後就進步到嘴唇的接觸（親吻），所有嘴唇的膚觸，象徵著人際間親密的關係。

中醫師不傳之祕：脾臟對應鼻頭

在五行的方位上，脾屬土，位於中央；在人體面部對應臟腑關係中，鼻頭也居於面部中央，所以脾臟對應鼻頭。鼻頭就是鼻子末端肉肉的部位，又稱為「鼻準」或「鼻準頭」，是面部最高點，中醫尊稱為「面王」。脾經循行未到鼻部，反而是卷二大胃王循行都到鼻部，為脾建立與鼻子的關係。但請注意，脾對應鼻頭，胃對應鼻翼，大腸的對應區則在臉頰。

脾臟對應鼻頭，當然可以用來診斷疾病。例如《內經》提到：「脾風之狀，多汗惡風，身體怠惰，四支不欲動，色薄微黃，不嗜食。診在鼻上，其色黃。」黃色是脾的本色，當脾有病，鼻頭顏色會偏黃。「脾熱病者，鼻先赤。」當脾有熱時，鼻頭會先紅。張仲景先生的《金匱要略》也提到「鼻頭色青，腹中痛，苦冷者死；鼻頭色微黑者，有水氣；色黃者，胸上有寒；色白者，亡血也；設微赤非時者，死。」可見只要鼻頭出現異常顏色，都是脾病的

警訊。

　　臨床上，喜歡吃香喝辣，喝酒，飲食油膩的人，鼻頭顏色都很暗沉，甚至還會浮現青色血絡，俗稱「酒糟鼻」就是例子，由於脾胃濕熱很盛，氣血瘀阻，反應在鼻頭上，就會出現暗紅色，毛孔粗大，皮膚凹凸不平的狀況，這種人的腹部也較為腫大，這些都是脾胃生病的訊號。

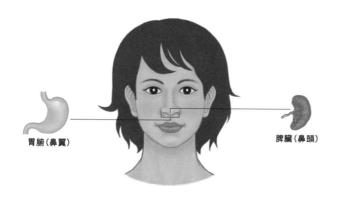

胃腑（鼻翼）　　　　　　　　脾臟（鼻頭）　　脾胃與鼻部
　　　　　　　　　　　　　　　　　　　　　　對應圖

6. 主肌肉和四肢：輸送營養以利肌肉及四肢的強壯靈活

　　中醫對於身體組織的認知是有五種形態，稱為「五體」，依照它們在身體分布的深度，分為皮、脈、肉、筋、骨，由五臟主管：肺主皮，心主脈，脾主肉，肝主筋，腎主骨。

　　脾的消化功能主運化（後面會說明），將胃從食物中所吸收

的精微物質，轉運給全身各組織器官使用。身體肌肉活動量很大，尤其四肢更甚，雖然脾、胃對於肌肉的生成都有貢獻，也一起主管四肢，但肌肉及四肢活動主要依賴脾的營養輸送。

在卷二胃經篇章也提過，胃是人體餐廳的大主廚，負責烹煮食物，然後交給脾這位外場經理送菜上桌，因此《內經》說「脾主為胃行其津液者也」，特別強調脾主肌肉和四肢，也解釋為何脾生病，四肢也會變得衰弱，無法活動的道理：

《內經》：「四支皆稟氣於胃，而不得至經，必因於脾，乃得稟也。今脾病不能為胃行其津液，四支不得稟水穀氣，氣日以衰，脈道不利，筋骨肌肉，皆無氣以生，故不用焉。」指出脾生病，無法幫胃運送精微給四肢，四肢筋骨肌肉缺乏營養，就會日漸消瘦，最後無法活動。

「脾主身之肌肉……脾氣熱則胃乾而渴，肌肉不仁，發為肉痿」，脾有邪熱，消耗掉本該為胃輸送給四肢的津液，用現代的話來說，就是脾利用職務之便，監守自盜，導致全身肌肉得不到滋養，而出現削瘦痿弱，麻木不仁的情況，中醫稱為「肉痿」，

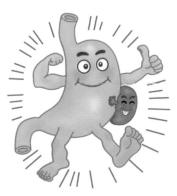

脾為胃輸送津液到四肢

類似現代的肌肉萎縮狀況。

　　由以上說明可見，脾對於肌肉與四肢的影響真的很巨大。

　　胃負責吸收營養，脾負責輸送營養，所以如果脾氣健運，身體的氣血就能充足，肌肉和四肢健壯有力。反之，若脾氣虛弱，無法運送養分，就會出現營養不良的狀況，常見於久病臥床的人，全身肌肉消瘦，四肢只見皮包骨，即使透過輸液提供營養，因沒有啟動脾為胃輸送養分的功能，僅能維持生命機能，無法增加肌肉的豐厚度，病人依舊四肢瘦弱，這就是脾主肌肉和四肢的明證。

　　脾、胃及四肢三者的關係，可以現代的生產流程來說明。

　　胃負責受納腐熟水穀，類似養分的製造工廠；脾幫胃輸送津液及精微物質，類似輸送養分成品的車隊，例如現代的宅急便；人體的四肢肌肉享用著胃所生產，脾所運送而來的營養，宛如消費端的顧客一樣。請參考下圖。

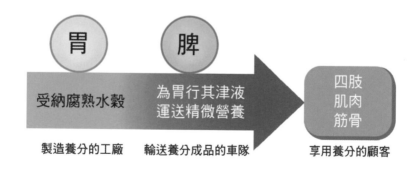

脾胃功能差的孩子，通常是面黃肌瘦，手腳細，俗稱「黃酸囝仔」，甚至髮色也偏黃，成了「黃毛丫頭」。所以色黃、肌肉、四肢運動都與脾有關，只要改善脾胃功能，黃酸囝仔和黃毛丫頭也可以變得強壯。因此中醫在臨床上遇到有「轉大人」困擾的病人，都以加強脾胃功能為首要任務。

過去先民們都是胼手胝足、腳踏實地的努力拚搏。在這種要與天爭的情況下，唯有矯健的四肢、結實的肌肉，才能為所愛的人構築可以遮風蔽雨的溫暖家園，所以肌肉和四肢也是幸福的重要元素。

反觀現代人飲食來源豐富，理論上肌肉應該很健壯，但是肌肉量持續減少的「肌少症」卻越來越普遍，六十歲以上的人約一成左右罹患肌少症，隨著年齡增加，比例也跟著攀升。臨床上常見一些長輩的肌肉非常鬆垮，出現許多與肌肉走向平行的皺紋，四肢無力，活動不順暢，甚至容易跌倒。一詢問，馬上知道問題主要在於飲食失調。因為隨著年齡增長，肌肉的組織、強度、耐受力都會逐漸降低，尤其老年人更為明顯。

近來還見到許多長輩（或中年人）為了控制體重，刻意減少食物攝取量，或因偏食而導致體內蛋白質缺乏，也產生肌肉鬆弛

無力的病症，這類病人初期甚至誤以為「瘦就是健康」，結果卻是「賠上了健康」。蛋白質是構成肌肉的主要元素，營養不良缺少蛋白質，肌肉當然會持續消失。幸好經過衛教及治療之後，重新調整飲食，肌肉逐漸變得豐厚，活動力也跟著改善。也要提醒素食者，平常要注意營養的均衡，植物性蛋白質，例如豆類或是堅果類食材要記得常補充，才不會面有菜色，體力差。

我曾治療過一位罕見疾病「皮肌炎」的病人，皮肌炎是一種以侵犯肌肉為主，也會侵犯到皮膚的自體免疫性疾病，會造成病人四肢近端肌肉無力或疼痛，甚者肢體癱瘓，行動困難，常讓醫師束手無策，病人及家屬恐慌。在治療半年多期間（病人後來因其他疾病過世），見證了病人肌肉在很短時間內快速消失，尤其是四肢的肌肉，從可以站立，惡化到只能坐臥，胃口極差。我們趕緊採用脾胃主四肢與肌肉的概念，使用中藥方如歸耆建中湯合四君子湯等，加上針與灸，以提高食慾及胃納量，並改善脾的運化機能，確實幫助病人減緩肌肉消瘦的速度，且改善精神和體力。

脾臟功能對應大地的特質

　　脾臟功能概括為「脾氣」，再細分為主運化（包含生血），升清（包括統血），祛濕。脾對應大地的特質概括為「孕育」，再細分為承擔，包容及長養萬物。這兩個大概念的對照，可參考19頁圖的兩側部分。我將之整合為四部分說明：

1. 脾臟的「脾氣」對應大地的「孕育」

　　《卷二》中介紹過「胃氣」代表胃腑的功能，同理，「脾氣」代表脾臟的功能。大家會不會覺得「脾氣」這兩個字好耳熟啊！它常用在我們的日常用語上，但若被人形容脾氣很大，恐怕不是件好事。

　　其實俗語中的「脾氣」，是借用中醫「脾屬於土，承受萬物」的意涵，將它轉化成「包容」與「忍耐」的個性特質。如：我們說某人脾氣很好時，通常是指包容力好，沉得住氣，不容易生氣；我們說某人脾氣不好時，通常是指包容力差，沉不住氣，馬上暴跳如雷。

　　脾胃為氣血生化之源，生命活動都仰賴脾胃提供的營養。中醫的「好脾氣」是指脾臟功能良好，足以供應身體所需。 會被引

用為形容個性的「好脾氣」，個人猜想乃是因為人的身與心交互影響，身體狀況好，心情也跟著放鬆，對於事物就有比較高的包容力吧！

脾土與大地的特質，都是母親，都能孕育萬物，提供萬物生長所需的營養。我們將脾臟與大地特質相結合就成為「好脾氣的媽媽」概念，這對於個人的身體和自然環境都是最佳的狀態。擁有好脾氣的媽媽，無論對自己或他人，都是幸福的來源。脾土與大地都讓生命有歸宿，愛飽滿，心知足且有依靠。

可是，好脾氣也有極限。

例如，過去人們以為大地可以無限制的承受一切壓力及掠奪。在歷經無數次大自然的反撲之後，人們終於了解，大地之母也有承受的極限。同理，一個人的「包容力」也有極限，千萬不要以為某人脾氣好，就可以持續的挑釁與壓榨。一旦超過忍耐限度，埋藏心裡深處的負面情緒也會爆發，人際關係破裂就難以修復了。

溫柔的媽媽在面對一些特殊狀況時，為了保護孩子也會展現出平日未見的堅強意志與行動力，例如遇到歹徒要傷害孩子時，再瘦弱的母親都會搶先護衛孩子，甚至捨命跟歹徒搏鬥，來保護孩子的安全！這就是「為母則強」的特質，人體的脾臟也是「為

母則強」，《內經》說人體的五臟六腑各有分工，其中「脾為之衛」，具有保衛人體的功能（詳細內容在經脈篇中再述）。

脾母的孕育特質，還呈現在脾與婦科的密切關係上。

女性生理四大事「經帶胎產」：

「經」指月經，與氣和血有關，氣血充足，運行順暢，月經就規律。

「帶」指白帶，與氣和濕有關，脾能運化水濕，帶下就會正常。

「胎產」指懷孕與生產，與氣和血有關，脾氣足，能升清生血，就能提供母親與胎兒足夠的營養和固攝的力量，胎兒可以健康成長，不會輕易滑胎。由於脾母在孕育後代的特殊貢獻，人類才得以繁衍。（經帶胎產相關內容在經筋篇中介紹）

2. 脾臟主「運化」對應大地的「包容」

胃主要負責受納和腐熟水穀，脾將胃所吸收的營養物質加以轉化後，再運送至全身各組織器官，這項功能稱為「運化」，具有運輸和轉化的功能。

脾所運化的物質，主要來源是從食物所吸收的養分和水分，再轉化成身體所需的氣血，所以脾胃是人體「氣血生化之源」。

無用的物質就轉化為大小便排出體外。

《內經》說「飲入於胃，遊溢精氣，上輸於脾。脾氣散精，上歸於肺，通調水道，下輸膀胱。」食物中的水濕，主要由脾來轉化代謝，因為脾屬於土，而在五行的關係中，「土能制水」，俗語有「兵來將擋，水來土掩」的說法，所以脾臟擅長管理及代謝水濕。液體食物進入胃中消化，精微向上送給脾去散佈，再向上總歸入肺，通調水道，輸送全身，以維持體內水液代謝的平衡。

脾的運化功能，更精準的說，就是指脾臟運輸及轉化營養物質與水濕的能力。身體分分秒秒都在活動中，脾的運化工作也需要持續進行，不容偷懶。如果脾無法運化營養物質，身體的組織器官就會缺乏營養而有氣血不足的現象；如果脾無法順利代謝水濕，就會滯留在身體裡演變成濕氣、水腫、痰濕等等。有些女生常愛說自己是易胖體質，不吃飯喝水也會胖，其實她們不是胖，大多是水腫。

所以中醫期許優秀的脾臟要有「健運」的表現，一如《周易》所述「天行健，君子以自強不息」。

脾主運化對應大地的包容特質，我們再以餐廳工作來說明這項對應關係。

胃是型男主廚，主要是在廚房烹煮食物，脾是外場經理，負

責點餐和送上食物。胃只要面對廚房裡的食物，脾卻要面對各式各樣的客人，甚至餐廳奧客的無理要求，如果沒有好EQ，好脾氣，去包容和妥善應對這些狀況，早就跟客人吵翻了，生意也不用做了。所以脾的運化功能，需要面對身體其他組織器官的各種情況，其實隱含著大地的包容特質。

3. 脾臟主「升清」對應大地的「長養」

在這裡，我們先介紹大地長養的特質。大地孕育萬物，提供所需的各種養分，讓植物的種子在泥土中向下扎根，同時向上生長成為大樹，這就是大地的「長養」功能。

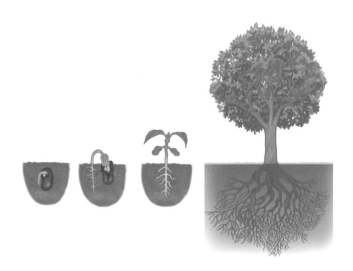

脾土也有同樣的特質。

人從一個長約 50cm 左右的小嬰兒，逐漸長成 160 ～ 170cm 以上的成人，除了需要充足的營養之外，還需要一股向上生長的力量來支持，就像植物一樣。

脾胃為氣血生化之源，除了提供人體成長所需的養分之外，脾還提供一股讓人向上生長的生命力量，中醫稱為「升清」功能。

人體是一個五穀雜糧聚會場，就像超級市場一樣存放著許多的物品。超市陳列可以販售的東西，而將無用的東西丟出去，有進有出，才能維持銷售的流暢並減低庫存的壓力。人體也是一樣，透過「升清降濁」的機制來維持身體的平衡。

有用的物質稱為「清」，清者會向上輸送到肺等，再輸佈到全身。無用的物質稱為「濁」，濁者會向下輸送到膀胱等，再排出體外。在卷二胃經篇介紹過「升清降濁」的機制主要由脾胃承擔，脾尤為重要。

中醫與天地循環概念是一致的。自然界中，地上的水氣上升到天空，變化為雲，再下降為雨，落到大地，形成天地之間的循環。脾屬於土，依據自然界的道理，它的氣機要向上提升。「升清」是脾將清氣向上輸送到身體高處，有升就有降，人體的氣機才能下降。升降之間，氣機生生不息，人體才有生機。

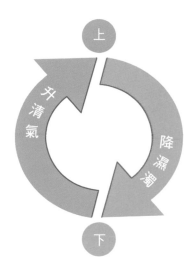

人體的「升清降濁」圖

　　由於脾的升提功能需與地心引力向下拉扯的力量抗衡，聰明的脾就發展出兩種對策：

　　一是脾臟本身的運化功能，以《易經》的「天行健，君子以自強不息」精神，持續不斷地運行，勤能補拙，讓氣機維持在「穩定而不下墜」的情況，這就類似騎腳踏車，只要持續轉動輪胎，車子就能保持平衡，不會倒下來。

　　二是脾經經絡系統架構出一個向上穩固的立體結構，我稱為「簍子」，以實質結構提供堅強的支撐力，這就類似健身腳踏車，

被安置在一個固定的結構中，完全不會有傾倒的危險。脾經的「篾子」不僅強化脾向上輸送清氣的力量，還能協助五臟六腑和各種組織對抗地心引力不會下墜，維持各個臟器位置的恆定，才能發揮其功能。同時也將血液固攝在經脈裡流動，不會輕易出血，中醫稱為「統血」功能。（脾的降濁功能後面會介紹）

脾所獨有向上升提的力量與結構是如此難能可貴，也因此脾才承擔得起「升清」的重任。

4. 脾臟主「祛濕」對應大地的「承擔」

《內經》說：「諸濕腫滿，皆屬於脾」，脾的降濁功能主要呈現在處理痰濕方面。人吃進來的食物都含有水份，經過消化吸收之後，無用的水份理論上應該排出體外，如果未能及時排出而停滯體內就會產生問題。

中醫將這些水液代謝障礙所形成的病理產物，稱為痰、飲、水、濕等。差別在於黏稠度，「濕聚為水，積水成飲，飲凝成痰」，最稠濁者為痰，清稀者為飲，更清者為水，濕比較是瀰漫性的，類似氣態。

以生活經驗來舉例：例如梅雨季節會覺得房子濕氣很重，但其實我們看不到濕氣，除非牆面出現霉點。或者一些上班族到了

下午就會覺得小腿好像水腫一樣，變胖又沉重。還有許多老人家早上起床，一直在咳喉嚨裡的老痰；年輕人感冒後，鼻涕倒流，咳嗽，喉嚨也是塞了一堆痰。飲則跟滿街販賣的「飲料」類似。您看，痰、飲、水、濕這四樣東西，是不是一直出現在日常生活中？

痰、飲、水、濕四者可以相互轉化，也可以互相結合，所以就有「痰飲」、「痰濕」、「水濕」等名詞，中醫將它們統稱為「濕邪」或「濕氣」，又因為是水液代謝失常的病理產物，所以又稱為「濕濁」。既然稱為濕濁，就一定會向下輸送，排出體外，中醫稱為「降濕濁」，與前面的「升清氣」相對照，形成由脾主導的「升清降濁」運動。

前面提到天上的雲下降為雨，大地就承擔這些水濕之氣，與脾主祛濕的功能一致。脾對應大地承擔的特質，也如《周易》所述「地勢坤，君子以厚德載物」。

濕邪是有形的物質，所停滯的部位都會產生腫脹、沉重、滿悶的感覺，所以《內經》才說「腫滿」皆屬於脾。

脾主濕，專長祛濕氣，同時也很討厭濕氣，因為過度濕氣會讓氣機黏滯，雨天常讓人心情感到憂鬱，濕氣上身也一樣會讓身體與心理都變得沉滯鬱悶。所以只要是濕邪所引起的症狀，都可

藉由脾的運化功能來處理，若加上脾的升清功能，就能讓身心輕
盈乾爽起來。

在脾主肌肉一節中，曾介紹「肉痿」症狀，《內經》指出病
因除了脾氣熱之外，濕氣也會影響：「有漸於濕，以水為事，若
有所留，居處相濕，肌肉濡漬，痺而不仁，發為肉痿。故《下經》
曰：肉痿者，得之濕地也。」不同於脾氣熱是內賊「監守自盜」，
濕氣是外賊，主要來自外在環境，例如工作需要一直接觸水，或
是住處過於潮濕，時間長了，濕氣侵入體內，還停留在體內，水
濕過盛，反過來剋土，抑制脾祛濕的功能，就像豪大雨水淹沒抽
水機一樣，導致濕邪在體內流竄，浸潤肌肉，阻礙氣血循環，而
出現麻木不仁的現象。濕氣常在無防備心之下，不知不覺入侵人
體，等到驚覺身體出現異狀時，濕氣已經瀰漫體內，治療頗為耗
時。

我到花東以後，發現有些民眾居住環境比較潮濕，病人出現
許多因濕氣而來的疾病，反覆難癒。此時就必須內外兼治，才能
奏效。除了在診間治療體內的濕氣，另方面則努力鼓吹病人使用
除濕機，排除環境的濕氣。一段時間後，病人開始回饋使用除濕
機讓家中變得乾爽，一些疾病如鼻子過敏、肢體痠痛等都有改善。

我聽了也很欣慰。

　　綜合前面所述，脾與肺一樣，參與人體氣、血、水的生成與代謝，並與消化、生殖、泌尿系統都有關聯。脾主「運化」，是所有功能的核心：唯有健運，才能升清，才能統血及祛濕；透過轉化，才能生成血液。

　　脾的這些功能，也充分反映出脾母「外剛內柔」的特質，如同·位明理的母親，作為上也應有這些特色：

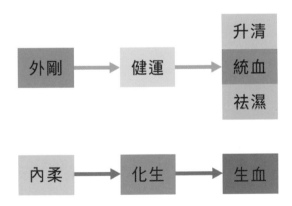

「**健運**」勤勉操持家務，提供舒適的居住環境，讓家人身心舒爽。

「**升清**」提供孩子一個正向、力爭上游的力量。

「**統血**」守護孩子走在人生的正道上。

「**祛濕**」不要溺愛孩子，引導孩子抗拒外在誘惑，不要耽溺在負面的事物上。

「**生血**」提供孩子所需的養育及教育資糧。

脾母跟許多有智慧有遠見的母親一樣，都是正向的支持力量，不離不棄，哺養呵護，無微不至的照拂，所以一定要好好照顧脾母，脾母也才有能力照顧我們。一旦脾土受傷，不能制水，濕邪反過來會困住脾土，導致運化功能失常，就像是失去原則，只知溺愛孩子的母親，不僅讓孩子沉淪，也讓自己的身心失衡。

 中醫師不傳之祕：好脾氣就有好人緣

外剛內柔的脾臟，雖然經絡循行上只與胃和心相連，但因為脾在人體的關鍵性地位及善於運化的「好脾氣」，讓它得以與其他臟腑建立良好的合作關係。如下圖。

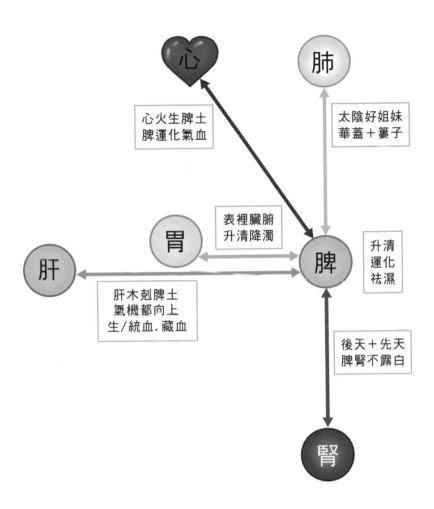

脾經的好緣關係圖

脾與心的關係

五行關係上，心火可以生脾土；在經脈循行上，脾經最後流注到心。心與脾兩者一來一往，屬於「閨蜜關係」，常會互相吐露心事。脾的幸福一籮筐，當然也會跟心分享，讓幸福滿溢到心田，一路暢快到心坎裡。

但好朋友有時也會互相連累，如果脾生病不能化生血液，也會連累心，出現心脾兩虛的情況（經脈篇中會介紹）。而俗語中的「心事重重」也與心、脾有關，「心事」對心，「重重」對脾，因為脾主濕，濕氣不除就易出現沉重感。從心脾關係看出心理與身體的相互影響，真的讓人驚嘆中醫的發現吧！

許多人結婚後經常出現「幸福胖」，也是「心寬體胖」的結果。因為幸福感讓人心情愉悅，食慾也會大增，由心影響脾，脾的運化功能也會變好，脾主肌肉，營養吸收充足就會有心寬體胖的現象。

一般人認為愛的力量來自於心，但從中醫的角度來看，愛的源頭其實來自於脾。除了脾所具備的母性特質之外，脾經流注入心，心經是脾經的下一條經絡，脾運化功能正常，就能將最充足的養分輸送給心臟（身體層面）；而脾的升清降濁功能正常，也會讓心神（心理層面）充滿正向的能量。健康的心臟與正向的心

神，才能湧現愛的力量，所以說脾是愛的能量來源，心是愛的行為表現。

脾與肝的關係

脾與肝比較像室友關係，因為兩條經絡起始點都是足大拇趾，也類似同儕關係，因為肝經與脾經都經過胸脅部，兩經的穴位有交會，氣機也都向上，與消化、泌尿、生殖有關，兩者能力相當，互有競爭心。所以脾與肝相輔相成，脾主運化，以生血、統血為主；肝則主藏血，人臥則血歸於肝。

在五行之中，脾屬土，肝屬木，脾土提供肝木生長的環境，肝木同時也可為脾土疏通氣機，例如豪邁的肝氣可以幫容易鑽牛角尖的脾一解鬱結之苦。

但在五行相剋關係上，肝木也制約著脾土，由於脾的修養不錯，個性溫和，對於有著將軍般暴烈個性的肝，脾較為忍讓。但是如果過度操煩勞累，導致肝氣偏旺，就會剋到脾土，不僅影響食慾和消化機能，也會讓脾開始胡思亂想，產生思慮過度而有情緒低落的情況。這種情緒上的連鎖反應，就容易使得肝脾的氣機同時鬱滯在胸脅部，而讓人出現緊繃脹滿、氣短疼痛的現象，這類症狀常見於現代忙碌、壓力頗大的都會人。

中醫早就了解這個道理，在《金匱要略》提醒「夫治未病者，

見肝之病，知肝傳脾，當先實脾。」意思是善於預防醫學的醫師，見到肝病患者，知道肝會影響脾，此時先不要急著治肝，反而要趕緊顧好脾，以防被肝連累，先阻斷肝病傳變的後路，再專心治療肝病。這很像古時候作戰時，聰明的將領都會避免直接衝突，先斬斷敵方逃走的後路，再一舉擒賊，如此一來，我方損傷小，敵方無路可逃，可謂事半功倍。醫道與人世智慧是一致的。

脾與肺的關係

脾與肺是手足同名經，都屬於太陰經，是為「太陰姊妹」，關係超親密，常常一起完成任務。

例如脾位於中焦（腹腔），它的升清降濁功能，可以幫助肺的宣發肅降功能。其次，胃所吸收的水穀精微也都由脾向上運送到肺，再由肺敷佈至全身。所以脾肺的合作關係是脾做裡面的工作，而將面子給了光鮮的肺。

肺為華蓋，自上向下保護人體；脾經則像是個立體的簍子結構，自下而上托住人體。肺與脾上下相扣，宛如慈濟的環保碗，共同包覆體腔，提供人體周全的防護（相關內容會在四大系統介紹）。

在《經絡解密·卷一》的經絡啟航總論中，我曾經將十二經絡分為三大團隊，肺經是「備餐團隊」的首發經絡，旺於寅時

03-05 點，爾後歷經大腸經、胃經階段，最後備餐團隊是由脾經來壓軸，旺於巳時 09-11 點。這時已經接近午餐時間，要為下一組「用餐團隊」守住營養關口，供給重要的心臟來運用，絕不能有任何閃失。所以，肺與脾所形成的環保碗概念就格外有意義。

脾與腎的關係

脾與腎的經絡關係很神秘，因為在脾經系統完全看不到與腎的關係，反而要從腎經系統才會看到，腎經經筋在下肢與脾經併行至陰器。腎經經脈通過四臟，就是沒註明經過脾臟。奇怪吧！這讓人不禁疑惑：明明兩者在臟腑功能有非常密切的關係，為何到了經脈系統卻絕口不提？

相信大家都聽過「財不露白」吧，身體也深知此理，因此也學會了「脾腎不露白」。

首先，腎經經脈循行走在人體的陽面（背部）和陰面（正面），軀幹的經筋主要包覆陽面。陰面是重要器官所在，則由脾經經筋來包覆體腔，當然也將腎經這兩條路線一起包覆進來，建立起脾腎之間的秘密通道。由於腎五色屬黑色，所以我稱之為「暗行夜路」。

其次，從身體最珍貴的氣血來看，脾負責轉化運輸，腎負責

收藏，氣血對於人體的重要性就如生活中的金錢一樣，總不能在光天化日之下，讓別人看到自己身上有多少錢，容易讓人起盜心，脾腎也是如此小心翼翼保護著人體珍貴的氣血。

另外，脾與腎之間還有種「暗錢」或「私房錢」的概念。意思是身體有 100% 氣血製造出來，思慮周密的脾不會全部送到全身組織器官使用，就像媽媽一樣，總會留一手私房錢，以防不時之需，脾當然也懂得暗留一些氣血，透過暗行夜路，偷偷送給腎去收藏，以備日後可用。這種事當然只能偷偷做，不能說明白囉，所以就形成「脾腎不露白」的情況。

脾與腎的臟腑關係簡單明朗。脾胃為後天之本，腎為先天之本，兩者有著互相轉化、相輔相成的關係。腎像是承襲自先人的祖產或是定期存款，我常喻為「阿嬤的存款」，平時不會動用；脾胃則靠自己的能力白手起家，類似受薪階級，有份活期存款，用來支付日常生活所需。

如果薪水有盈餘，就會將現金從活存轉到定存，在人體的意義就是脾胃將多餘的氣血送到腎轉化成腎精儲存。如果要買房子，需要大筆現金，就會從定存轉部分現金到活存，在人體的意義就是當脾胃功能失常，體內氣血嚴重不足時，腎就會將腎精轉化成氣血以供身體使用。

這也就是中醫常說「久病及腎」的原因之一。當身體的臟腑器官久病之後，會持續消耗體內的氣血，就像孫子因病長期無法工作，不僅沒有收入，還會將活存花光，這時只好跟阿嬤伸手要錢，時間久了，只出不入，腎的「阿嬤存款」慢慢被消蝕殆盡，腎功能當然也就開始出現問題。

脾與胃的關係

脾與胃的關係是最麻吉，相對於胃經這個高富帥的型男主廚，脾經比較陰柔且成熟，兩者是陰陽調和、剛柔並濟的好組合。

之前提過，脾與胃密切配合，專門負責食物的消化、吸收與營養輸送，轉化成氣與血，所以是後天之本，氣血生化之源。

脾開竅在口唇這個食物必經的部位，脾經循行到舌頭及咽喉，具有攪拌食物，協助吞嚥的功能。當我們進食的時候，口唇與食物最早相遇，也最早掌握食物的滋味，如酸苦甘辛鹹等，會將這些訊息傳送給脾以啟動食慾。

胃接納食物，負責食物實際的消化吸收過程，脾再將胃所吸收的營養物質運送到心肺，轉化成氣血，就是前面所說的「運化」功能。

另外，在胃經也介紹過「御膳房之路」——保證心臟這位君

主之官可以得到最安全且最營養的食物，脾經也有一條這樣的特殊通道，由胃穿過橫膈，直接送到心中，以確保安全送達。

胃主受納腐熟水穀，但需要脾代為輸送精微物質到全身。如果脾無法代胃輸送精微物質，就會出現有食慾但卻吃不下的情況，時間久了，就會出現四肢不用的嚴重後果。

所以脾與胃密切合作才是健康之本，因此古人才會強調「脾胃為後天之本」。

至於要深入了解脾與胃的功能如何互助互補，就一定得認識人體氣機的上／下與清／濁的功能。

脾胃的上與下特色：脾上行，胃下行

脾與胃位在人體五臟六腑的中間部位，是人體氣血上下流動的樞紐。

脾與胃在氣血流動方向的分工，就像高鐵站分為南下月台及北上月台一樣，旅客依據目的地而分流。同理，脾像是上行月台，向上輸送物資給位在胸部的心肺；胃像是下行月台，向下輸送物資給位在腹部的腸道與腎、膀胱。脾上行，胃下行，這樣人體的物質才能順暢交流。

脾胃維持人體氣血上下樞紐的暢通作用，對於人體的陰陽氣

血平衡是很重要的。如果脾誤下行，胃誤上行，人體的氣血逆亂就會現許多病症。這些疾病將出現在脾經經脈的病候中。

脾胃的清與濁特色：脾升清，胃降濁

由於脾與胃在消化過程中所扮演的角色不同，所輸送的物質屬性也不一樣。胃將已經完全消化吸收的精微物質，透過脾，運送到心肺，轉化成氣血，而將半消化的食物輸送到小腸、大腸、腎、膀胱等做後續的吸收及代謝處理。

清與濁是相對的概念，脾運送的是已經完全消化吸收的精微物質，相對於胃所輸送的是處理半消化的食物，精微物質屬性為「清」，半消化食物屬性為「濁」。

為了身體健康，屬於「清」的物質宜向上運送，屬於「濁」的物質宜向下輸送，中醫稱這兩樣物質的輸送為「升清」及「降濁」。這就是中醫所強調「胃宜降則和，脾宜升則健」的道理。

但若升清及降濁出現異常，導致該升的不升，該降的不降，就會產生許多疾病。誠如《內經》說：「清氣在下，則生飧泄；濁氣在上，則生䐜脹。此陰陽反作，病之逆從也。」意思是本來應該在人體上面的清氣，反而陷在下面，就會出現夾雜著未消化食物的腹瀉；反之，本來應該在人體下面的濁氣，反而塞在上面，

就會出現肚子脹痛、消化不良的狀況，臨床上還會見到噁心、嘔吐。這都是因為氣機的清濁倒置，才會百病叢生，嚴重影響身體健康。所以，護好脾胃才有好未來。

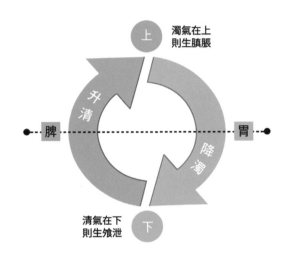

脾胃的升清降濁氣機圖

脾經經脈系統的特色

脾經四大系統中最有特色的是經脈和經筋。下頁的左圖是脾經經脈（黑色線）和經筋系統（藍色色塊）在胸腹部共同連結成的立體結構，對照右圖中央，圓弧向上圖案，我稱之為「簍子」或「籮筐」。

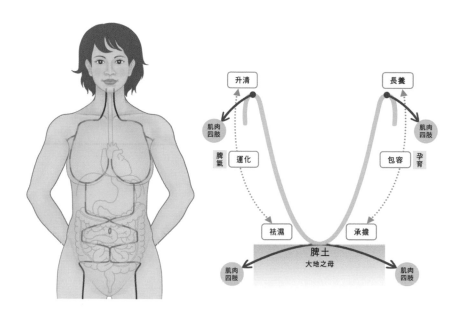

脾經經脈與經筋圖　　　　　脾經幸福一籮筐圖

　　有了這個由下而上撐起的籮子，脾的升清功能才有所支撐，也就是說，這個籮子為脾主升清提供了結構基礎。

　　請再看看這個籮子，是不是有點像媽媽的擁抱？

　　我每次看到脾經的感覺，總是這麼聯想，感謝老天賜給我們如此周全的身體，讓我們離開母體獨立在人世間生活時，依舊有著被母親疼惜與呵護般的溫馨，而且持續一輩子。

　　以下是脾經四大系統經絡圖及捷運圖（詳述於下一篇章）：

脾經四大系統經絡圖

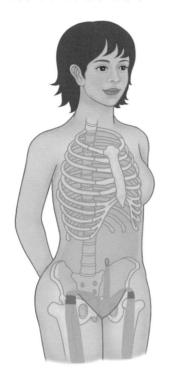

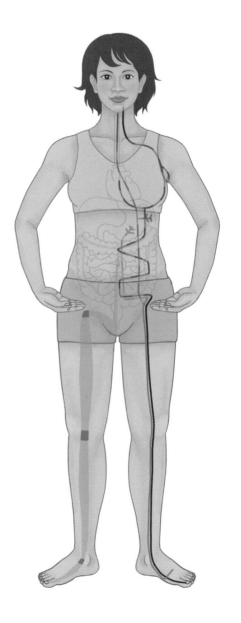

脾經經絡系統包含：
人形圖右邊有三路線，
黑色線條為經脈系統，
藍色線條為經別系統，
綠色線條為絡脈系統。
人形圖左邊的藍色色塊為經筋系統。

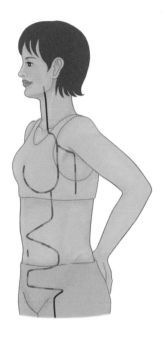

脾經經脈在舌部的循行　　脾經經脈側面循行圖

脾經四大系統循行簡圖 (捷運圖)

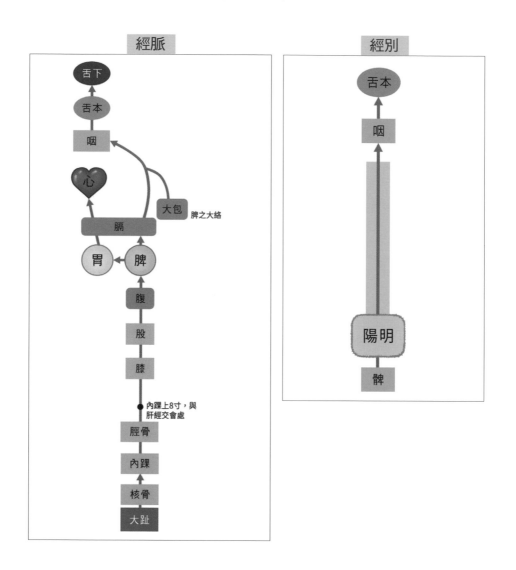

絡脈　　　　　　　　　　經筋

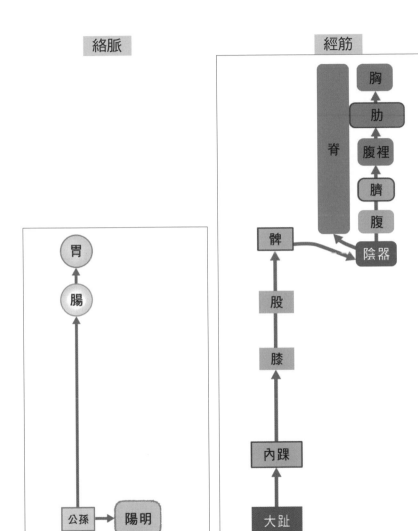

脾的幸福感，就是愛的力量

見證到脾母的努力，我相信每個人都值得被疼惜，成為永遠的「媽寶」，因為每個人身體裡都蘊藏著幸福的因子，也都有一個生命安全網。

再看一眼「脾經幸福一籮筐圖」，我們在背景加上了橙黃大地，溫馨小屋，還有蔚藍天空的底色，下頁這個鄉村風格的家園圖是否帶給你滿滿的幸福感？

當你洋溢著幸福感，身心靈都得到安頓與提升，這就是脾所專有的【幸福家甜滋味】。

脾經的世界夠精彩幸福吧！脾從土地而生且升，不甘耽溺，不甘下流，健運化生，時時刻刻守護著家園。所以能生活在天地之間，時時都被天地呵護著，是多麼難得的因緣，請大家務必珍愛自己！因為你值得！

天 行 健 君 子 以 自 強 不 息

靈
鼓舞

升清　　　　　　　　　　　長養

幸福家
甜滋味

肌肉
四肢　　　　　　　　　　　　　　肌肉
四肢

脾氣　運化　　　　　　　包容　孕育

身　　　心
肌肉　　滿足

味甘
色黃
口唇

祛濕　　　　　承擔

脾土
大地之母

肌肉
四肢　　　　　　　　　　　　　　肌肉
四肢

地 勢 坤 君 子 以 厚 德 載 物

脾經幸福一籮筐圖（鄉村風格版）

天下父母心～植物媽媽也有她的想望

母性不僅存在人類社會，連植物也有令人感動的母愛故事。

2016 年春末夏初前往綠島義診，好朋友特別推薦我們去拜訪過去曾在綠島任教、現已退休的林登榮老師。林老師長久以來有系統的記錄綠島當地文史典故和自然生態，透過他的引導介紹，得以認識植物媽媽原來也有脾母性格，讓我們聽得嘖嘖稱奇，渾然忘我。因此特別拜託林老師親筆寫下〈植物媽媽的想望〉與讀者分享：

生物，無論是動物或植物，其生命歷程最主要的活動無非是在生存環境中—與土地、氣候、動物、植物、同儕……等交互作用，相互競合之中，尋求個體的生存和種群的繁衍。物種在長期的生存競爭中，隨著環境的變遷，也得不斷的修整和提升生存與繁衍機制，否則在物競天擇的因果輪迴當中，勢必灰飛湮滅，消失於生物競存的世界舞台。是以，與我們共同存在於世界上的每個物種，無論是花草樹木、飛禽走獸，必有其特別的生存之道，繁衍之方，都值得所謂萬物之靈的人類虔敬以待的。

在我們左鄰右舍中，許多父母讓孩子自小補習外語，累積金錢，希望孩子放洋留學，以取得更多的資源，獲致更好的生活環境。細細觀察，植物社會裡，希望孩子飄洋過海，以取得更大開枝散葉空間的植物爸媽們也自不少，其所費的心思可不比人類少。

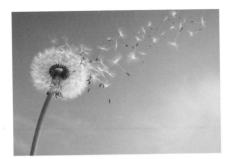

蒲公英種子自在的隨風遠颺

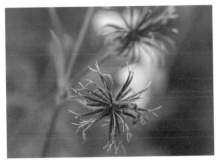

鬼針草種子喜歡搭便車

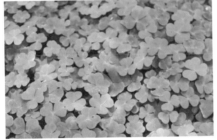

酢漿草種子自力更生到四方

圖片來源 shutterstock

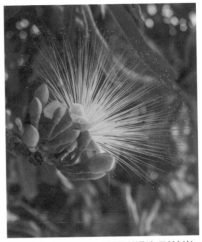

棋盤腳厚皮種子勇敢飄洋過海到彼岸

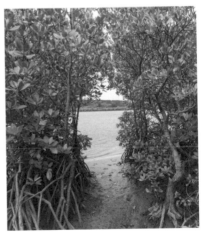

水筆仔戀家不分家形成「四合院」

譬如我們常見的蒲公英，瘦果頂上長出輕柔的冠毛，當種子成熟了，蒲公英媽媽就放手讓孩子海闊天空，隨風遠颺；當然，有些植物媽媽會有些不同的思維和策略，桃、李、榕果等，準備了甜美可口的果實，當種子成熟了，就將果子渲染得或亮紫、或橙黃、或艷紅，向動物們宣示，請帶領我的孩子們到遠方吧，甜美的果實是給您的謝禮。而住在海邊的椰子樹、棋盤腳媽媽為種子外層裹上厚厚的纖維，讓孩子可以漂浮水面，託請洋流順路將孩子飄洋過海帶往彼岸。霸氣的鬼針草、蓖藜草和羊帶來，則果實生具鉤刺，不管路過的動物願不願意，都得為他們將種子帶到遠方；而溫和純樸的酢漿草和鳳仙花卻選擇用自己的力量將種子灑向四方。

當然，不是每個父母都願意孩子離鄉背井闖天下的，許多農村父母覺得外面的世界太過詭譎複雜，還是，留在身邊安穩放心，於是，在自己原來住的正房之外，又增建了廂房，再加建了耳房……三代同堂，一家人就一起住在四合院裡，年代久了，有些地方還形成了純姓村落呢。生長在河海交會處泥灘地的水筆仔，生存環境相對特殊，果實成熟後並不即時離開媽媽，種子向下伸出細長的筆狀胚莖，待發育成熟，再脫離媽媽，墮下，插入親人身旁的泥灘地裡逐漸長大，於是水筆仔群落年復一年慢慢擴大，於是形成紅樹林。這紅樹林不就是人類四合院的概念嗎？

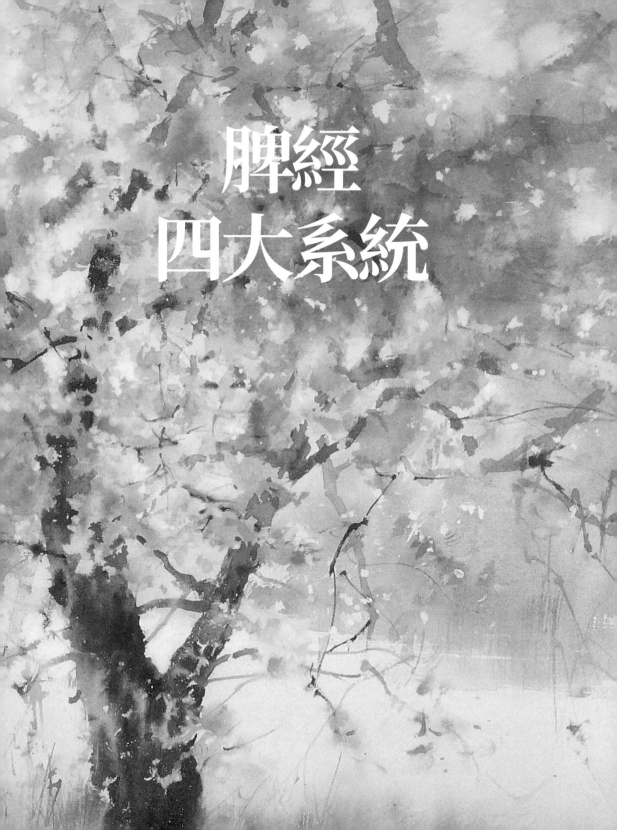

脾經
四大系統

一、脾足太陰之脈（經脈）

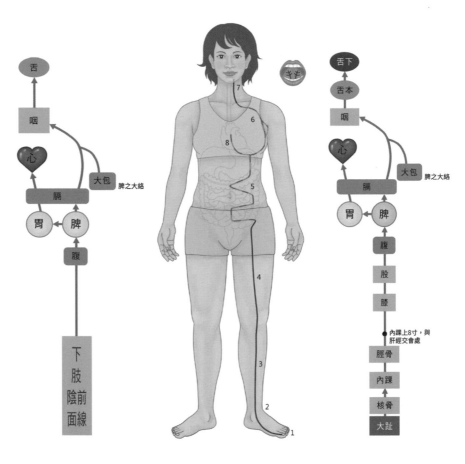

脾經經脈循行概念圖　　　脾經經脈循行圖　　　脾經經脈捷運圖

足太陰脾經──循行特色

脾經經脈 《內經》原文	說　明
8. 其支者，復從胃，別上膈，注心中	有條支脈，從胃分出，上行穿過膈肌，注入心中，與手少陰心經交接
7. 連吞本，散舌下	連結舌根，並散佈舌下
6. 上膈，挾咽	向上穿過膈肌，挾行在咽部食道兩側
5. 入腹，屬脾，絡胃	進入腹部，聯屬本經所屬的脾臟，和與本經相表裡的胃腑
4. 上循膝、股內前廉	再上行經過膝部、腿內側前緣
3. 循脛骨後，交出厥陰之前	沿脛骨後緣上行，交會足厥陰肝經，成為下肢陰面前線
2. 循趾內側白肉際，過核骨後，上內踝前廉，上腨內	沿著足大趾內側緣的赤白肉處，經過核骨（足大趾本節），上行於內踝前緣，再上行至小腿內側（腨音串。意：小腿肚）
1. 起於大趾之端	起始於足大趾的末端

表格說明：

1. 編號代表經脈流動的方向和順序。
2. 粉紅色區塊代表循行在體腔內，白色區塊代表循行在四肢及頭面部位。

　　脾經在陰陽經分類上屬於陰經，相對於足陽明胃經的複雜循行路線，脾經經脈較為簡單。因為陽經主要分布在人體較淺層處，肩負護衛之職，所以循行路線繁多且綿密；陰經主要分布在人體

較為深層處，照護滋養所屬的五臟六腑，所以循行在內部體腔為主，路線較為精簡，但是更為重要。

足太陰脾經經脈循行規律表		
足經	循行的方向	■ 足陰經：從足 → 胸腹 □ 足陽經：從頭面經胸腹 → 足
太陰經	分布的位置	■ 太陰經：下肢陰面的前線（先中線，之後轉前線） □ 厥陰經：下肢陰面的中線 □ 少陰經：下肢陰面的後線
脾經	連結的臟腑	■ 表裡：脾、胃 ■ 其他：心
起止點	經脈起止點	■ 足大趾 → 心

足太陰脾經主要分布在身體的陰面前線，從腳分布到頭。循行路線可分為路線 1-4 的下肢部，路線 5&8 的胸腹部，和路線 6-7 的頭面部三部分。

脾經經脈循行的秘密，隱藏在前面討論過的脾臟特色、經脈循行路線與經脈病候中。以下先介紹脾經循行的特色。

脾經經脈循行分為三部分：

下肢部：從足大趾到大腿內側。脾經始於大趾頭的內側，向

上走到小腿約2/3高處（八寸），原來走在下肢內側前線的肝經「交出太陰之後」，肝經主動移到中線，使得脾經從中線變為前線。（路線1-4）

胸腹部：連結脾臟和相表裡的胃腑，還加上心，讓胃除了透過胃經經別的「御膳房之路」外，還能經由脾經再度與心臟相連。這就符合我們一直強調的「越重要的部位及傳輸路線，就有越多經絡通過」，以確保氣血可安全輸送，使命必達！（路線5&8）

頭面部：脾經用最簡捷的路線連結咽喉與舌頭。（路線6-7）
　　脾經將足大趾及下肢內側、脾胃心三個臟腑，與咽、舌相連，形成一個簡短的循行路線，卻深深影響人體氣、血、水三種重要物質的生成、運輸與代謝功能。

　　脾經經脈在身體三個部位的循行都很有特色，也肩負維持生命的重責大任。本書中也會依其各自的功能和特色，分別加以命名為下肢部的「臟腑好緣區」、胸腹部的「慈母心胃區」、頭面部的「夾咽舌本區」，如下頁圖所示，希望讓讀者與有心學習中醫者，更容易歸納記憶。

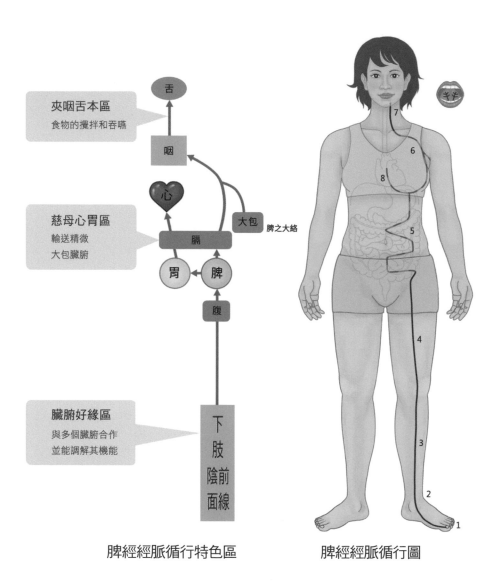

夾咽舌本區
食物的攪拌和吞嚥

慈母心胃區
輸送精微
大包臟腑

臟腑好緣區
與多個臟腑合作
並能調解其機能

舌

咽

心

膈

大包　脾之大絡

胃　脾

腹

下肢陰前面線

脾經經脈循行特色區　　　脾經經脈循行圖

脾經是條充滿生機及人生希望的金色大道

脾經經脈從大腿內側經腹股溝到丹田，再以內外相偕方式包夾乳房，最後到舌部，這是一條對於膚觸非常敏感，能挑起情慾的「性感帶」路線。同時，脾經「大包」的特性，能給予胸腹腔內所有的臟腑器官向上升清的力量，脾主色為黃色，尤其類似稻穗成熟的金色，所以也是一條充滿生機以及人生希望的路線。

脾經循行特色一： 下肢部——臟腑好緣區

胃經經脈循行最後在足大趾頭內側末端交接給脾經，脾經經脈就沿著足大趾內側緣的赤白肉處，經過內踝前緣，向上走在小腿脛骨的後緣，並在內踝上八寸的位置與肝經經脈交叉，從小腿陰面中線變成前線，再上行通過膝部，抵達大腿內側（陰面）前緣。（路線 1-4）

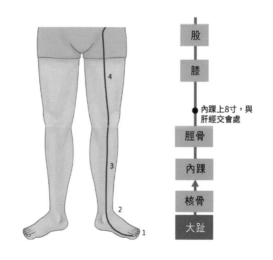

脾經經脈下肢循行圖＆捷運圖

脾經從足大趾到大腿陰面的循行部位與總論中「脾經的好緣關係圖」關係密切，這些部位與脾經的好緣臟腑之間具有相輔相成的作用，所以我稱此部位為「臟腑好緣區」，也是脾經經脈的精華區。解密如下：

✿ 解密：脾經臟腑好緣區的廣大功用

　　首先介紹好緣關係圖中臟腑與脾臟之間的功能配搭。如下圖。

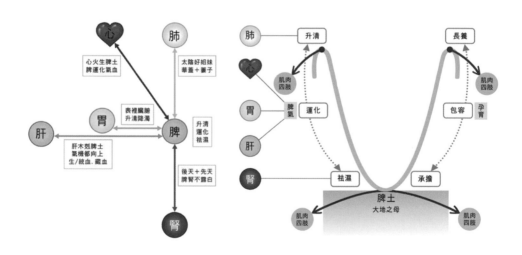

脾經的好緣關係圖　　　　脾經與好緣臟腑的功能圖

●肺主氣機的宣發，與脾的升清功能相互配合，向上提升人體的氣機。

●心主神志及血脈，胃主和降，肝主氣機向上條達，都與脾的運化功能有關。

●腎五行屬水，主管水液的所有事宜，是水的主管；脾五行屬土，以土制水的特性來袪濕，加上肺為水之上源，肺脾腎三臟共同管理體內的水液代謝。

經由臟腑間的連動關係，這些臟腑與脾經形成了右側的「脾經與好緣臟腑的功能圖」。從圖中可以看出，脾功能正常就有助於這些好緣臟腑維持其功能，脾功能失調也會累及這些臟腑。反之，好緣臟腑功能異常也會影響脾的能力。這其實就是中醫的整體觀，沒有任何一個臟腑或器官是獨立運作的，彼此之間都是環環相扣，牽一髮而動全身，須互相協助，以共同達成任務。

為了讓讀者掌握脾經的循行路線與臟腑連結的關係，再將脾經下肢部位與好緣臟腑整理成為「脾經臟腑好緣區對照圖」，並於脾經經脈下肢循行圖加上穴位放在右側，穴位色塊與相關臟腑相對應。然後依據脾經經脈循行，由下而上的順序來介紹這些脾經部位與臟腑的關係。

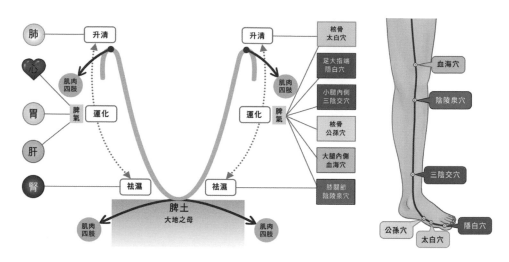

脾經臟腑好緣區對照圖　　　　　　脾經相對照穴位圖

●**大趾端：**大趾頭末梢，代表穴為隱白穴。

脾主統血，心主神志，本部位既能止血還能安神。

●**核骨到內踝前廉之前：**腳板內側彎曲的弧形部位，通稱「足弓」，代表穴為太白穴及公孫穴。

它是脾臟運化功能的主要對應區，可視為「**脾臟功能**」的指揮中心，也是脾經最精華的部位。

脾屬土，因此本區的土性最強，不僅能健運脾氣，發揮升清及祛濕之職，有助於脾主肌肉和四肢的能力，還能照顧婦科及生

育機能，更是調和脾、胃、腸道功能最強的部位。

●腨內：小腿位在脛骨後緣的部位，代表穴為三陰交穴。

脾胃為氣血生化之源，心主血脈，肝主藏血，都與血液有關，此部位是脾生化血液的重要區域，也是婦科的重點區之一。

●膝內前廉：小腿陰面前線部位，代表穴為陰陵泉穴。

脾屬土能制水，腎屬水主管水，本區不僅是脾自己的制水功能區，還能輔佐腎主水的功能，協助脾腎共同祛濕利水，來處理水濕夾著氣機上逆的情況。本區善於調節脾經經絡系統循行部位的病變，因此可視為「脾經系統」的指揮中心。

●股內前廉：大腿陰面前線部位，代表穴為血海穴。

脾的「化血」功能可以產生新的血液，脾的「統血」功能主要控制血液維持在血管內移動，不會輕易溢出血管之外，變成出血，中醫稱為「離經之血」。身體若不能及時將離經之血排除，持續停留在體內就會變成「瘀血」。我們平日生活都有類似的經驗，例如手臂不小心撞到硬物，沒多久局部就會出現青紫色的腫塊，俗稱「瘀血」或「烏青」，壓下去還會有痛感。

中醫認為「氣行則血行」，血液是有形的物質，無法自己行動，需要依賴氣機的推動，一如電視廣告上常說「行血氣」，瘀血須

要透過氣的活動力來消散。同理，將身體瘀血適當的熱敷按揉就會逐漸消退。本區是脾經中最擅長行氣活血、止痛消腫的部位。

〈補充〉：肝臟與心臟也有助於行氣活血

肝主藏血，表示肝能將血液收納回到肝臟存放，所以肝臟是血液的倉庫，而肝所庫存的血液要透過肝的疏泄功能才可提領出來，重新進入身體的循環系統。因此，無論血液要收藏回肝或是流通出肝，都由肝來管理。前面說過氣行則血行，要推動血液進／出肝臟需要非常強大的能力，肝經也因此具有特殊的行氣活血機能。

心主血，《內經》說「諸痛癢瘡皆屬於心」，氣血不通則痛，還會造成各類癢瘡，都跟心所主管的血液循環不良有關。只要心臟機能正常，即能推動氣血循環，氣血通暢則不痛、不癢。

 ## 中醫師不傳之祕：「三陰交」的古今故事

由於脾經與肝經在內踝上八寸相交叉，後世因而產生一個脾、肝、腎三條陰經的交會穴，稱為「三陰交」，名稱來由一看即知。據此推論，「三陰交」位置應該就是脾肝經在小腿交叉的部位吧！實則不然。

《內經》有提到脾經循行與肝經交叉，但沒有提出「三陰交」這個穴名，直到《黃帝明堂經》這本最早的中醫腧穴專書才出現：「三陰交，在內踝上八寸，骭骨下陷者中」。有些古籍還稱之為「足太陰交」，如《孫真人千金方》說「三陰交，在內踝上八寸，骨下陷中，足太陰交。」

　　可見最早的三陰交是位在脾經內踝上八寸與肝經交叉處。但是另一本針灸專書《針灸甲乙經》則認為三陰交在內踝上三寸，這派說法後來盛行於世，三陰交穴從此就被定在內踝上三寸了。

　　大陸研究經絡的學者黃龍祥先生認為三陰交是因位於足厥陰、足太陰經交會處而得名，現在認知的三陰交穴在隋唐時期被誤認為足三陰之會，連帶部位也由原先的內踝上八寸變成內踝上三寸。

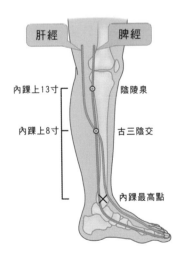

從內踝最高處後方的太溪穴至膝關節內側下方的陰陵泉穴為 13 寸。古三陰交穴位於太溪穴上 8 寸的高度線上。

十幾年前看到上述這些資料時，我就開始在臨床診療上觀察這兩個穴位，同時為了教學方便，內踝上八寸這個穴位，我另稱之為「古三陰交穴」。個人體會是古三陰交穴對於三陰經病變反應比較靈敏，除了有較為明顯的腫突現象外，針感也較為強烈。

　　至於許多醫家質疑古三陰交穴只是肝經與脾經的交會穴，腎經並未參與其中。對於這項疑義我有小小的見解，將於《卷五》腎經篇章中再詳細跟大家分享。

 ## 中醫師不傳之祕：膝關節是脾胃的重要氣血通道，也與心臟功能有關

　　胃經篇中介紹過，膝關節兩側膝眼都有穴位，外側稱為「外膝眼」或犢鼻，屬於胃經；內側稱為「內膝眼」，沒有特別歸入那一條經脈。但依據脾經的循行來看「上循膝、股內前廉」，脾經走在下肢陰面的前線，內膝眼位在膝關節內側，應該屬於脾經所經之處。

　　臨床上，內外膝眼兩穴常被用來治療膝關節局部疼痛，但我個人很少應用這兩個穴位來治療膝痛，原因有二：

　　第一，膝關節疼痛通常是疾病的結果，而不是疾病的原因。膝關節由許多骨骼和肌肉、韌帶、軟骨、肌腱、關節囊、滑液囊

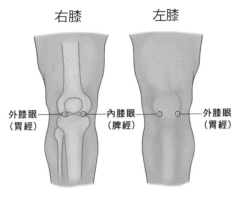

右膝　　左膝

外膝眼
（胃經）　內膝眼
（脾經）　外膝眼
（胃經）

膝關節的內、外膝眼穴位

等軟組織所形成，共同支撐人體的重量，維持穩定，以及頻繁的活動。隨著歲月的增長，必然會有磨損，常在膝關節出現腫脹疼痛，影響活動，但是痛處不見得是病本，更多的問題常出現在軟組織的異常。

從中醫的角度看，與膝關節相關連的軟組織分別屬於足六經的經筋系統。中醫強調治病求本，所以我們常從頭項、腰背部和下肢等部位的經筋著手，從根本治療來改善膝關節疾病。

其次是我早期學中醫時，老師耳提面命的提醒：「人體的關節腔很容易感染，能不扎針就盡量不要針。」所以對於四肢的關節腔一直都是戒慎恐懼，極少用針。直到有一次，一位老人家因為下肢麻木冰冷來就診，檢查身體時，發現婆婆膝蓋以上的部位溫度正常，膝蓋以下部位則是冰冷的，判斷氣血阻滯在膝關節，無法通行至小腿。因此決定在內膝眼和外膝眼下針，針柄上加灸粒成為「針上灸」，再在腳趾頭末梢加灸。治療過程中，婆婆很高興的說「腳終於有熱熱的感覺」。起針後，婆婆下肢的麻木明

顯改善。自此之後，我才開始使用膝關節的針法來「通關過節」。

　　膝關節活動多，容易磨損，損傷之後必會阻礙氣血通行，造成膝蓋上下部位氣血痺阻不通，一如前面案例中婆婆的情況，所以我就運用「通關過節」法則，從內外膝眼治療，疏通膝關節這個重要通路，讓氣血恢復流動。

　　其實膝關節很像台灣過去高速公路的人工收費站，高速行駛的車輛為了繳費，必須減速通關，因此常在收費站附近造成壅塞。所以遇到連續假期，為避免交通大壅塞，政府都會宣布取消收費讓車輛快速通關，減少塞車的狀況，這也可以視作中醫「通關過節」的交通應用版。

　　由於內外膝眼分別屬於脾經與胃經，兩經都經過胸腹部，也都與消化功能有關，因此，疏通內外膝眼首先可以改善脾胃氣機，治療頑固性的胸悶與腹脹。其次，膝蓋也是腰背部氣血流通至下肢的中繼站，疏通膝關節也能改善長年的腰痠背痛。

　　此外，足部六條經絡也都通過膝關節，並且與心臟連結，因此膝關節疾病也與心臟有關聯，相關內容可參閱《中醫護好心》（大塊文化）第五章。

　　由於人體站立時的受力點偏在下肢中央，膝蓋內側承受較大

的壓力，一旦受到外力傷害或是年長開始退化，膝蓋內側關節面比較容易出現結構改變，造成膝關節內側腫突變形等，這些部位正是脾經、肝經與腎經足三陰經通過的地方，對於人體健康有許多負面影響，最直接的就是影響脾肝腎的功

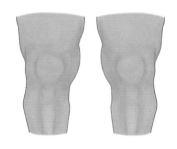

膝關節內側腫突變形

能，例如：消化不良，容易疲倦，動則喘促，腰背痠痛，全身筋緊，行走不利，活動緩慢，睡眠障礙，小便異常等狀況。

膝蓋既然如此重要，應如何照顧呢？

首先，慎用膝蓋，少負重，少坐矮凳，受傷要趕緊就醫等，減少膝蓋磨損的機率。其次要保護膝蓋，不要讓膝蓋曝露於外，面臨風吹雨打，尤其年輕人喜歡穿短褲短裙四處活動，還流行牛仔褲膝蓋撕出幾道裂口，當年紀愈大，愈容易腰痠背痛，卻不知病根是來自於膝關節受到風寒。

建議平日多覆蓋膝關節，睡覺時盡量穿著長褲，久坐時也盡可能蓋住膝蓋。總之，保護好膝蓋可是有全身性的好處，千萬別輕忽了。

脾經循行特色二：胸腹部──慈母心胃（欣慰）區

脾經經脈在胸腹部循行有二條路徑，分別是：

路線 5 主脈，從大腿內側「上腹，屬脾，絡胃」；

路線 8 支脈，「復從胃，別上膈、注心中」。

這樣的路徑規劃，呈現本區循行有二個重要任務：

第一重要任務：連結脾、胃與心這三個重要臟腑，成為「心胃區」

乍看脾胃經在胸腹部的循行與心臟的連結關係上，似乎存在著「愛你在心口難開」的矛盾，脾胃在自己的經脈中都不敢直接連結心，例如胃經經別「屬胃，散之脾，上通於心」，由胃→脾→心，脾經經脈則是由脾→胃→心。

脾與胃為何要將與心的連結關係弄得如此複雜呢？

這是因為脾胃與心的關係主要在於：輸送精微物質與維持精神的穩定，而且兩者都與生命存活和生活品質有關，所以脾與胃輪流與心臟相連，互相協力，且不容其他臟腑插手其中，就像重要的事情一定要親力親為，才能讓人安枕無憂。精明的經絡系統早就懂得這個道理！所以此區稱為脾經的「心胃（欣慰）區」。

第二重要任務：形成人體胸腹區重要的「慈母線」

脾經胸腹部的循行若直接參考《內經》原文「入腹，屬脾，絡胃」及「復從胃，別上膈、注心中」，畫起來會是一條從大腿直接到脾胃，再連結到心的路線。

但是《內經》之後的醫學家並不滿足於這樣內涵，他們納入脾經與其他經脈的交會穴，將之連接，結果變成一條蜿蜒的路線。

這個路線目前有兩種主要的版本：

版本一：在腹部循行圍成一個方塊區。如此一來，脾經在腹部的中間路線會與胃經經脈重複。

版本二：在腹部形成「之字形」走向。本書將採取這個版本來介紹。

沒採用版本一的原因有兩個，一是根據「婆婆媽媽菜市場經濟學」，總論曾介紹過，脾經是具有媽媽性格的經絡，當然有著節儉的美德，秉持著買東西時「蔥薑蒜頭，能多要就多拿；一元五元，零頭可以不付」的精神，講究效率的人體，沒有必要在腹部重複路線。原因之二是，腹部方塊形經絡走向將無法成就脾經經筋的簍子功能，這部分會在經筋篇章中介紹。

選擇版本二的思考，乃是依據古代醫家的記錄，脾經與其他

經脈有六個交會穴，加上脾經本身的穴位分布，顯示脾經經脈在胸腹部循行，並不是一條從大腿內側進入腹部，聯絡脾胃的直線，反而是一條彎曲的路線，如下圖。

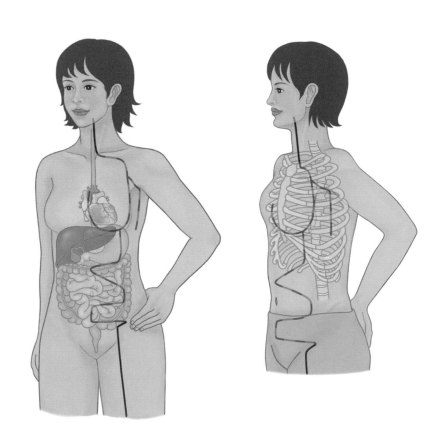

脾經經脈在胸腹部的循行是條彎曲的道路

脾經經脈胸腹部循行的重要性，在於形成連結人體中線和側線的縫合線，我稱之為「慈母線」。

脾經經脈宛如慈母的手中線

還記得唐朝詩人孟郊的〈遊子吟〉嗎？

慈母手中線，遊子身上衣。

臨行密密縫，意恐遲遲歸。

誰言寸草心，報得三春暉。

脾臟本來就具有母性特質，脾經經絡系統也類似遊子吟所述的內容。

脾臟這位大地之母，親手為她鍾愛的孩子縫製衣裳，以脾經經脈為針線，我稱為「慈母線」（下圖黑色線條），縫製出脾經經筋這件遊子身上衣（經筋篇中會詳細說明），我稱為「遊子衣」（藍色色塊）。以慈母線縫製成的遊了衣來陪伴照護我們一生，這就是脾母的苦心與深意。

由於經脈循行過脾、胃、心三個臟腑，所以我才稱此部位為「慈母心胃區」，並期望人人都可以照護好身體，讓慈母安心欣慰，所以採諧音稱心胃為「欣慰」。我相信這是來自億萬年演化，與天地共振的傑出設計，是老天賜予萬物之長的我們最珍貴的禮物。

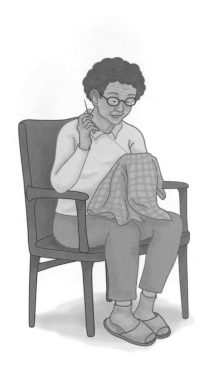
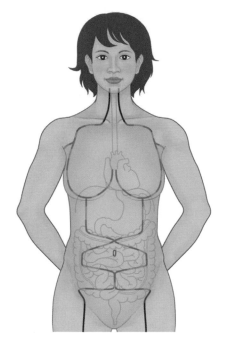

慈母為孩子縫製「遊子衣」　　脾經經脈（黑線）和經筋（藍色塊）

　　為何這條慈母線要以縫合線的交錯方式來行進？

　　別急，我們先來認識脾經在胸腹部的循行，就能一一解密了。以下將循序介紹脾經胸腹區的循行特色及功能。

脾經與胃經在胸腹部的循行特色──定位脾經經脈路線

　　了解脾胃兩條經脈在下肢和胸腹的循行特色，將有助於脾經循行路線的定位。脾經與胃經為表裡經，兩條經脈陰陽屬性不同，循行部位也有陰陽之別。理論上，脾經屬於陰經，循行在人體的陰面；胃經屬於陽經，循行在人體的陽面。但這個規律在胸腹部出現例外。

　　一方面與脾胃兩個臟腑所在位置有關。胃腑位於人體偏於中間的部位，脾臟位於人體偏於外側的部位。

　　另方面因為脾經與胃經都經過胸腹部的正面（前面）。胃經從腹部向下經氣街（鼠蹊部）到大腿部偏向外側到髖關，然後沿著大腿陽面前線下行。脾經從下肢陰面前線上行，從衝門（鼠蹊部）向上到胸腹部。胃經為了連結胃腑，在胸腹路線也較偏中線，過了鼠蹊之後，就向外斜切到下肢陽面。脾經從下肢陰面上行，在鼠蹊部與胃經交叉，經脈轉偏外側以連結脾臟。

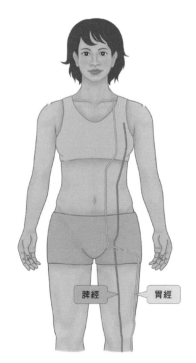

胃經（黃色線）與脾經
（橘色線）胸腹部經穴圖

上頁圖是胃經與脾經的經穴圖，因為它們的循行比經脈圖簡單，比較容易看出兩經的差別。

脾經在胸腹部的實質循行──以「之」字形連接人體中線

脾經經脈從下肢陰面前線向上走到大腿根部，從鼠蹊（腹股溝）進入下腹部之後，循行開始有了曲折變化，如下圖。

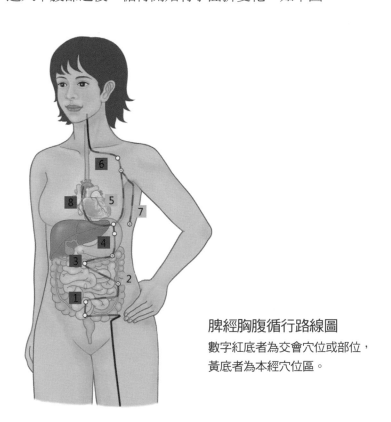

脾經胸腹循行路線圖
數字紅底者為交會穴位或部位，
黃底者為本經穴位區。

我們來看看脾經如何從腹部開展出神奇的縫合線：

1️⃣ 通過鼠蹊，彎曲向中線靠攏，交會任脈的中極穴和關元穴（肚臍以下）；

2️⃣ 彎曲向外側行，回到脾經路線，連接自己的穴位腹結穴，向上抵達與肚臍相平的大橫穴；

3️⃣ 再彎曲向中線靠攏，交會任脈的下脘穴（肚臍以上）；

4️⃣ 彎曲向外側行，交會膽經的日月穴*，肝經的期門穴；

5️⃣ 向上穿過橫膈，向外上側行，回到脾經路線，連結自己位於胸部的穴位。脾經這條胸部路線與肺經在同一條縱軸上；

6️⃣ 從本經的周榮穴向上交會肺經的中府穴（周榮穴就位於中府穴的正下方），再向上挾咽，連舌本，散舌下。

7️⃣ 再從周榮穴向外上方抵達本經最末穴大包穴。

8️⃣ 有條支脈再從胃，上過橫膈，注於心中。

＊有些書籍無日月穴，有些書籍有膻中穴。

您有沒有發現，脾經特地轉彎去交會其他經脈處，都是沒有脾經穴位的地方，這一切填補得天衣無縫，令人讚嘆！

脾經在胸腹部的三大結構特性

蜿蜒的慈母線在胸腹部圍成三個區域，分別是：

● 腹胸慈母線區　　● 胸部夾乳區　　● 脅肋大包區

下圖是將雙側胸腹循行合併，可以清楚看出脾經所過的幾個重要部位和所形成的特殊功能性區域。

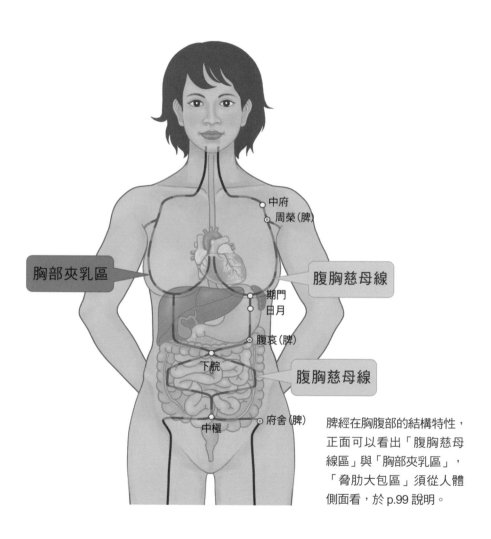

中府
周榮（脾）

胸部夾乳區

腹胸慈母線

期門
日月

腹哀（脾）

下脘

腹胸慈母線

中極

府舍（脾）

脾經在胸腹部的結構特性，正面可以看出「腹胸慈母線區」與「胸部夾乳區」，「脅肋大包區」須從人體側面看，於 p.99 說明。

1. 腹胸慈母線區

脾經從府舍穴進入腹部，從中極穴蜿蜒到下脘穴，向上經過腹哀穴到中府穴，在腹部及胸部各自連結成為一個方塊區域，我稱之為「腹胸慈母線區」，與脾經經筋有密切關係。雙側「腹胸慈母線區」，幾乎包覆了體腔所有的部位。

比較特別的是，在橫結腸兩端的轉彎處分別稱為肝彎（或肝曲）和脾彎（或脾曲），脾經的腹哀穴位就位在這兩個轉彎處附近，腹哀穴向上交會日月穴及期門穴，這兩穴的深層處正是胃與肝膽，所以脾經循行在腹哀穴附近「屬脾」，在日月穴及期門穴附近「絡胃」。從此向上穿過橫膈，走在胸部的外側。

2. 胸部夾乳區

脾經經脈主脈從期門穴上膈，循胸向上至周榮穴，再向上交會肺經的中府穴。另條支脈從胃上膈，最後注入於心。這兩條經脈合起來的區域稱為「胸部夾乳區」。

我們先用中醫的定位方法來確定這兩條經脈走過的部位。中醫衡量身體各部位尺寸的方法稱為「骨度分寸法」，是以體表的骨節為主要標誌，設定一個整體尺寸，然後再折量各部位的長度和寬度，定出分寸，以便於確定腧穴位置。

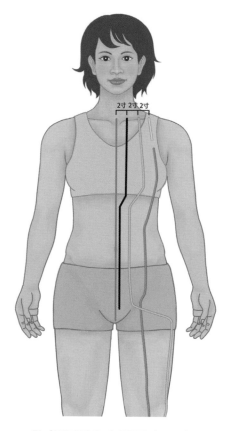

2寸 2寸 2寸

胸部經脈分布與骨度分寸圖

以胸部為例：正中線是任脈（藍色），兩個乳頭之間為八寸，胃經（黃色）經過乳頭，所以胃經為中線旁開四寸；腎經（黑色）在胃經的內側，為中線旁開二寸；肺經（白色）及脾經（橘色）在胃經的外側，為中線旁開六寸。如左圖。

從女性的乳房型態來看，腎經約在乳房的內側緣，胃經在乳房最高處的乳頭部位，肺經與脾經約在乳房的外側緣。

脾經在胸部的主脈走在旁開六寸處，支脈走在接近中線的部位，從身體淺層部位來看，正好包夾乳房的內側緣與外側緣，所以才稱為「胸部夾乳區」。從身體深層部位來看，脾經經脈包住了肺臟及心臟，由此可見脾經經脈喜歡「大包」身體器官的特性，

正符合脾經最後一個穴位「大包」的穴名與特性。

3. 脅肋大包區

《內經》的脾經經脈原文中沒有記載從周榮到大包這條路線，它出現在《內經》十五絡脈中的脾之大絡「脾之大絡，名曰大包，出淵液下三寸，布胸脅。實則身盡痛，虛則百節盡皆縱。此脈若羅絡之血者，皆取之脾之大絡脈也。」我們依據《內經》內容畫出周榮到大包這條路線，並依據分布部位及穴位名稱，稱之為「脅肋大包區」。

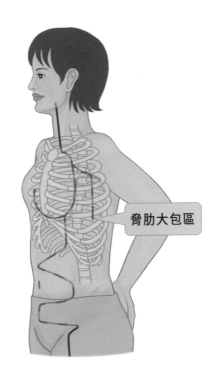

脅肋大包區

脾經在胸腹部循行以「縫合線」曲折路徑進行之目的

脾經從鼠蹊開始到大包穴為止，共有七個轉折，讓脾經得以從人體正中線的任脈遊走到外側線的大包穴。

首先，我們將兩側經脈合併。

有裁縫經驗的讀者會發現，脾經為了連結人體的正中線和外側線，用了一個縫合技巧，即以網狀的結合方式，在轉彎處貫穿二個以上的穴位，以加強固定，然後再轉到另一側，連成為一個面，而且越重要部位，串連的穴位也越多。

　　脾經經筋從鼠蹊連結陰器，上腹，再從肚臍進入腹腔，向上連結胸部的胸骨與肋骨，向後連結後背的脊椎，形成一個涵蓋所有組織器官的立體結構，我稱之為「簍子」。

　　我們再將脾經經筋在胸腹部所形成的簍子圖，與脾經經脈胸腹部循行圖一起並列，這樣大家是否更能理解脾經的用心良苦？原來脾經經脈在胸腹部形成縫合線的用意，都與經筋這個簍子的結構有關，脾經經脈宛如為簍子加強與身體連結的「縫合線」，目的就是要產生更強更穩固的向上力量。

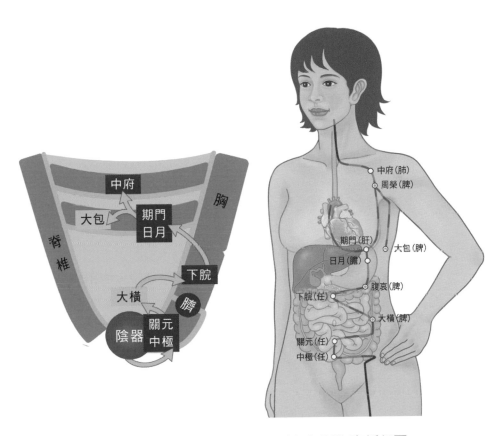

脾經經筋簍子圖　　　脾經經脈胸腹循行圖

中府
大包
期門
日月
胸
脊椎
下脘
大橫
臍
陰器
關元
中極

中府(肺)
周榮(脾)
期門(肝)
大包(脾)
日月(膽)
腹哀(脾)
下脘(任)
大橫(脾)
關元(任)
中極(任)

脾經經脈在胸腹部這段彎彎曲曲的縫合線有五個重要意義：

意義一、脾經所交會的穴位與脾臟功能密切相關，而且都有加強效果

例如屬於任脈的穴位有二組：

一組是中極穴及關元穴：在下腹部通稱「下丹田」的部位。這兩個穴位是脾經、肝經與腎經足三陰經的共同交會穴。中極穴是膀胱募穴（膀胱的經氣轉輸到腹部的穴位），關元穴是小腸募穴（小腸的經氣轉輸到腹部的穴位），是人體陰陽元氣交關之處，能大補元氣，培元固本，才有「關元」之名。膀胱與腎相表裡，小腸與心相表裡，加上膀胱與小腸都屬於太陽經，陽氣充足，功能強大，兩穴與泌尿、生殖和消化功能相關，脾臟本身與孕育生殖有關，當然要前來連結。

另一組任脈的穴位是下脘穴：在胃的下方，脾經從此進入胃部，所以下脘穴是治療脾胃的常用穴位。

意義二、脾經的「大包」概念體現脾無所不包的功能

脾經最後一個穴位是「大包穴」，也在脅肋形成「脅肋大包區」。其實「大包」這個名詞不僅是脾經穴位名，更是脾經系統無所不包的寫照。

脾經在胸腹部的蜿蜒路線，包覆了膀胱、大小腸、脾胰胃、肝膽、心肺等臟腑，神通之廣大，無人能出其右，封為「大包」實至名歸。也因為脾經這樣的經絡特質，提供脾經經筋形成簍子的結構基礎和氣血供應系統，更是脾這位人體的母親對身體各器官組織無微不至照護的通路。

意義三、脾經連結膽經日月穴、肝經期門穴，為肝木與脾土建立實質關係

在五行關係上，木很容易會剋土，肝膽屬木，是脾土的制約者。總論介紹過，《金匱要略》「見肝之病，知肝傳脾，當先實脾。」這是中醫很重要的預防醫學觀念，透過五行之間的生剋關係，即能事先掌握病情變化。脾當然知道肝膽好兄弟是自己與生俱來的剋星，也深知「不入虎穴，焉得虎子」，與其每天在家擔心，不如深入敵營，與其為友，同時探測軍情，以便提早防備！脾，夠聰明吧！另一方面，木與土之間仍有合作關係，也因此脾經與肝經之間的臟腑功能和經絡循行彼此纏繞，相當複雜，後文會介紹。

中醫師不傳之祕：
脾與肝之間出現複雜關係的可能原因

中醫理論中，脾臟與肝臟的特性和功能，涇渭分明。如脾五行屬土，主運化水穀，肝五行屬木，主條暢氣機。由於人是一個整體，因此脾與肝之間也存在整體關係，一如土與木，可以相互合作，如脾土提供肝木生長的養分，而肝木的根可以伸入土中，為脾疏鬆土質，中醫稱「木可疏土」；兩者也有克制關係以維持平衡，木剋土有時也是應用「木可疏土」，如以情緒關係來說，當脾陷於過度思慮時稱為「土鬱」，肝的疏泄條達特質可以幫助脾衝出憂鬱的深淵，這就是中醫所說的，肝木可以疏開脾土之鬱的功用，而脾的周延思考特質，也有助於抑制肝的過度衝動，避免暴衝的後遺症。

脾與肝關係如此密切，若脾功能失調，也會影響到肝，中醫稱為「土壅木鬱」，造成脾與肝同病，出現情緒低落，胸脅脹悶，腹脹，胃口差，疲倦，失眠等情況。

脾臟與肝臟不僅功能方面交互影響，連經脈循行也是相互交錯。在小腿部及胸脅部，脾經都與肝經相交。如下頁圖。

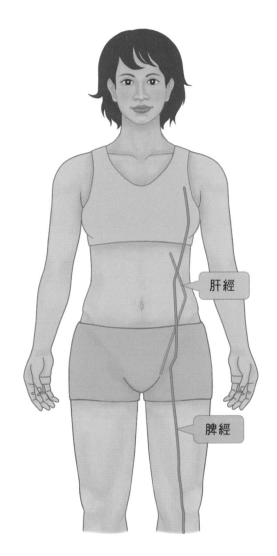

肝經

脾經

脾經（橘色線）與肝經（綠色線）胸腹部經穴路線圖

在十二經絡系統中，唯獨脾與肝在功能及經絡系統方面存在如此錯綜複雜的關係，原因是什麼呢？

在回答這個問題之前，我們先來說明另一個問題，就是胰臟。

現代人所熟知的胰臟並未見於中醫的臟腑學說，但是近代許多人都認為應該將它納入中醫的脾臟系統。

個人在寫脾經之前，也一直考慮要不要加入胰臟。隨著撰寫經脈，看到脾與肝的複雜關係中，隱含著胰臟的影子，所以還是決定將胰臟納入本書中。

從功能來看，現在醫學所認知的脾臟與食物的消化無關，屬於淋巴器官（後文會介紹），可以儲存免疫細胞，過濾血液汰舊換新，以及貯藏血液，必要時還可以與肝臟一起造血。

現代醫學所認知的肝臟與消化有關，以代謝功能為主，負責合成、加工、解毒、排泄、儲存和氧化還原等功能。

現代醫學所認知的胰臟（或稱為胰腺）與消化有關，是具有外分泌與內分泌功能的腺體，可分泌各種消化液並調節血糖濃度。胰臟的外分泌系統分泌胰液，透過胰管送往十二指腸。胰管與膽管在十二指腸相合，形成一個肝胰壺腹，開口於十二指腸，胰液與來自膽囊的膽汁，由此進入十二指腸中以幫助消化。胰臟的內

分泌系統主要為了控制血糖，當血糖濃度太高時會分泌胰島素，將葡萄糖從血液中運至肌肉、脂肪和肝細胞中，以便降低血糖濃度。另外，胰島素也能促進肝臟中肝醣的形成和貯存。

　　中醫所認知的脾臟功能，如運化水穀、祛濕等，與現在醫學的肝與胰功能有關，尤其是胰臟調控血糖功能對應脾主甘味的特性；中醫所認知的肝臟功能，如藏血等，與現在醫學的脾功能有關。胰臟與肝臟之間的合作關係，如促進消化、調控血糖等，宛如中醫的脾臟與肝臟關係。中醫脾臟「脾統血」對應現代脾臟過濾及貯藏血液；「脾化血」對應現代脾臟與肝臟　起造血的功能，中醫與現代醫學的脾臟功能一致。「脾主升清」則為中醫特有的觀念。

　　從位置來看，肝臟、脾臟與胰臟三個器官的解剖位置很接近，在一些低等脊椎動物，它們的胰與肝還結合在一起。人類的胰臟位在脊柱的前方、胃的後方，長得像一把尺，所以台語稱為「腰尺」。胰臟較大的一端稱為胰頭，中間為胰體，較細長的一端稱為胰尾。胰頭位於十二指腸彎內，胰體占據大部分，胰尾延伸到脾，等於橫越了人體的左右兩側。

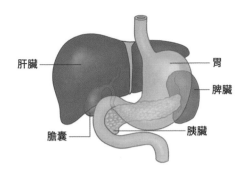

胰臟位置正面圖

胰臟位在脊椎的前方、胃的後方。

肝臟

胃

脾臟

膽囊

胰臟

綜合以上討論可知，中醫脾臟的部分功能出現在現代醫學的肝臟與胰臟，胰臟也連接了脾臟與肝臟。即使在中醫理論中沒有看到胰臟的論述，但是它的功能和位置都深深影響人體的臟腑功能以及經絡循行。例如胃經經筋特地循行至後背，脾經經筋附著於脊柱上，都是為了保護脾臟和胰臟。

雖然胰臟對於脾臟貢獻良多，但是胰臟的功能只是中醫脾臟功能的一部分而已，也就是說現代醫學的胰臟不等於中醫的脾臟系統，中醫的脾臟所涵括的內容更為廣大，因為它有很強的經絡系統在背後撐腰，而具有如「升清」等特殊功能。

從現代解剖部位來看，下脘穴與腹哀穴所連結成橫越身體兩側的路線，剛好位在胰臟的下方。這也讓我們思考，脾經經脈交會任脈下脘穴的用意，以及中醫的脾與肝之間，是不是因為有了胰臟這位隱形第三者，所以才會產生如此複雜的關係。

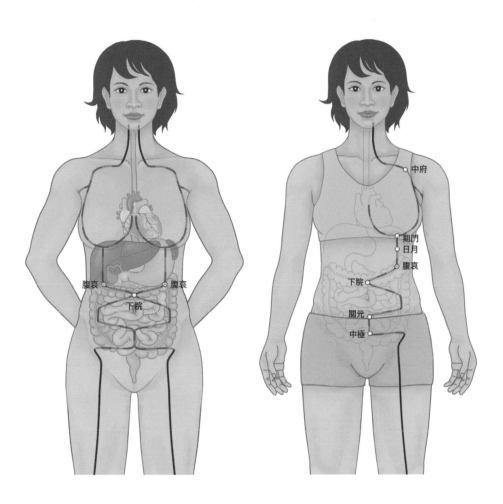

下脘穴與腹哀穴連結成橫越身體兩側的路線，剛好位在胰臟下方。

意義四、脾經最後一個交會穴是中府穴，為人體建立嚴密的保衛系統

在肺經篇章中介紹過「肺為華蓋」，由上而下提供人體的保護傘，免於外在邪氣的侵襲。脾經經脈與經筋共同形成一個由下而上的「簍子狀立體結構」以托住內在器官。

脾經在胸部以位置最高的穴位周榮穴連結肺經的第一個穴位中府穴，意味著肺經與脾經聯姻，兩經門當戶對，宛如下圖的慈濟環保碗：肺由上而下覆蓋人體，是為上面的蓋子，脾由下而上托住人體，是為下面的碗形，碗蓋相扣處就等同於人體的中府穴，只要輕輕一扣，就可以嚴嚴密密的保護人體。這也可以看作是經絡第一團隊將脾胃所吸收的精微物質放置在碗內，準備運送給下一組用餐團隊，有趣吧！

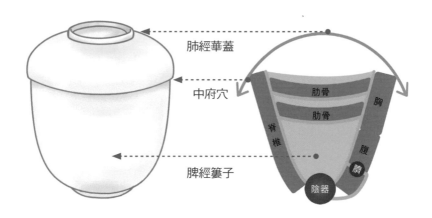

肺經華蓋

中府穴

肋骨

肋骨

胸

脊椎

腹

臍

陰器

脾經簍子

中醫師不傳之祕：脾肺兩經適用中醫對位療法

　　周左宇老師曾以脾經在鼠蹊上的衝門穴，治療對側屬於肺經位於胸部的雲門穴痛，這是因為衝門穴與雲門穴位置相對應，如下頁圖。古典針灸派稱為「扁鵲神針法」，屬於中醫的對位療法。詳文請參閱《醫道精要》（橡實出版社 p.62）

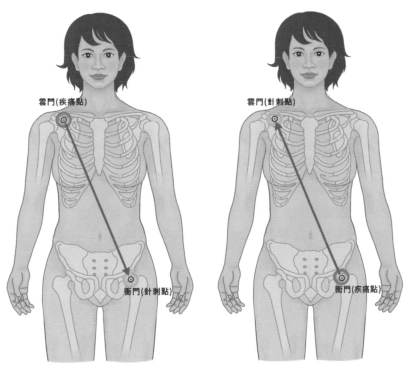

雲門穴痛取衝門穴治療　　　　衝門穴痛取雲門穴治療

我就狗尾續貂，借用周老師的對位概念，加上肺與脾都是太陰經，經氣可以相通，以及中府穴是肺脾兩經的交會穴等關係，選用陰陵泉穴來改善對側肺經中府與雲門穴附近的疼痛與筋腫，效果不錯。若再加上腎經的陰谷穴，還可開胸理氣，效果加倍。

意義五、脾經所交會的穴位與經筋簍子部位相合，為脾臟提供堅實的後盾

　　脾經交會穴位與經筋簍子分布部位相合，說明了經筋簍子保護著循行於其中的經脈，經脈也提供充足的氣血給經筋作為動力，兩者相輔相成，這正是脾經系統能肩負運化、統血和升清功能的重要結構基礎，因此才會走得如此崎嶇，卻又暗藏苦心與深意。

　　如果先讀過經筋篇會發現，脾經經脈好像沒有跟經筋一樣循行到胸骨與脊椎。其實，脾經經脈最後又從胃，別上膈，注入心中，這就有走到胸骨，因此部分書籍才提出本經交會於膻中穴。

　　脾與胃相表裡，兩人好麻吉，健壯的胃經經筋特地從大腿向上循脅肋，環繞到身體後側，連結在脊椎上，從後面保護脾與胃，也為脾經簍子提供與脊椎的連結。差別在於，胃經的經筋走在脅肋的外層肌群，脾經的經筋走在脅肋的內層肌群，兩條經筋從內外包夾肋骨與脊柱。

脾經循行特色三：頭面部——夾咽舌本區

本段循行主要在於連結舌頭。本經脈穿過橫膈，挾咽，連舌根，散布於舌下，所以稱為「夾咽舌本區」。此處的咽主要指食道，所以此段循行與食物的攪拌和吞嚥功能有關。

脾與胃感情真好，一直為對方著想，例如胃經為脾環繞唇口，脾經也為胃連結舌部，連來連去，都是為了共同的目標：食物的消化吸收，再轉化為氣血。脾胃果然是共同成就後天氣血生化之源的好伴侶！

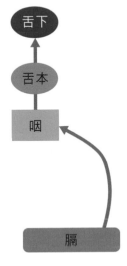

脾經經脈捷運圖

 中醫師不傳之祕：
脾經系統跟免疫系統有重大關聯

《內經》提到「五藏六府，心為之主，耳為之聽，目為之候，肺為之相，肝為之將，脾為之衛，腎為之主外。」其中「脾為之衛」從字義上來看是指脾能提供身體的保衛機制，這應該是與脾胃生成衛氣有關。衛氣遍布全身，保護人體免於外來邪氣的侵襲，

也能將入侵的邪氣從體表排出，以保衛人體。

人體的淋巴系統又稱免疫系統，是由淋巴組織、淋巴管和淋巴器官組成。淋巴器官包括扁桃腺、胸腺、脾臟，以及遍布全身的淋巴結。淋巴結主要分布在頸部、胸部、腋窩、腹部和腹股溝等。

現代醫學的脾臟是人體最大的淋巴或免疫器官，可以儲存及產生淋巴細胞、過濾血液來吞噬細菌、破壞衰老的紅血球及血小板，還可儲存血液，必要時也能造血。

淋巴系統是人體的防衛戰士，當細菌從受傷處進入人體時，淋巴細胞能有效的殺滅細菌而啟動免疫反應功能來防衛人體，這類似中醫的衛氣功能。

淋巴系統與心血管系統一樣也屬循環系統，只是心血管系統主要負責血液的循環，淋巴系統主要負責體液的代謝。血液中部分血漿會在血管外成為組織液，部分組織液再進入淋巴管成為淋巴液。淋巴液起始於全身各組織，淋巴系統負責運送這些組織液，最後匯入靜脈系統。

從中醫的角度來看，淋巴液是清澈水狀類似血漿的物質，所

以兼具血液與水液的特質。微淋巴管深入組織間隙，微薄的管壁可以讓組織液回收進入淋巴循環系統，最後與靜脈系統匯合，再由心臟血管系統循環至全身。淋巴液這些特質與中醫脾臟管理血液及水濕，以及脾經最後流入心，交棒給心，將氣血運送至全身的理論非常相似。依據中醫理論，人體的血液與津液都來自水穀精微物質，都屬於陰液，所以可以互相轉化，淋巴液最後匯入血管成為血液的這個特質，也與中醫理論有異曲同工之妙。

這裡還有一個特別的思考就是「脾統血」。前面介紹過，中醫傳統觀念認為脾「統血」是將血液固攝在血管內，避免出血。中醫並沒有特別提出「淋巴」及「淋巴管」的概念，但淋巴與中醫認知的血與水特質類似，在血管內就是血液，血管外就是組織液，所以脾統血這個概念也適用於淋巴系統，即脾「統管及分配進出血管的各項物質」，包括血液及淋巴液，同時也再度印證脾臟兼管血液及水液的功能。一旦淋巴回流有所阻滯時，就會出現水腫的現象，也是脾經經脈系統病候中的症狀。

由此可見，中醫的脾臟功能與現代醫學脾臟為免疫器官的觀念可以相呼應，只是中醫與現代醫學處在不同的時間空間，語言文字的表述方式才因此有所不同。

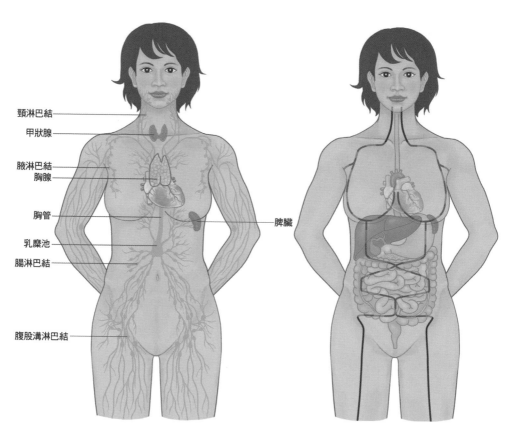

頸淋巴結

甲狀腺

腋淋巴結
胸腺

胸管

乳糜池

腸淋巴結

腹股溝淋巴結

脾臟

甲狀腺及淋巴系統分布圖

脾經經脈循行圖

讀者可能會問，《內經》有關脾經經脈在胸腔及頸部循行的敘述都很精簡，如何判斷是否有經過這些淋巴分布區域呢？

　　這個問題可以從脾經在胸腔的循行通過乳房外側，交會肺經中府穴之後向上挾咽，連舌本散舌下的路線判斷，脾經經脈非常可能通過扁桃腺，以及屬於內分泌系統的甲狀腺；從胃上注於心的路線，有可能連結到胸腺；從脾經的周榮穴到腋中線的大包穴過程中，有可能經過腋下。

　　臨床上，淋巴器官與脾臟功能確實有相關，例如胸腺。

　　胸腺位於胸骨後方，由甲狀腺下方延伸至胸腔，位於心臟前上方與兩肺之間。脾經經脈從胃上注於心，脾經經筋結於肋，散於胸中，也分布在胸骨的後方，脾經經絡系統是有極高的可能性連結到胸腺。

　　胸腺在幼年時期發育旺盛，擔負著身體免疫功能的重任，在青春期以前功能及大小達到最高峰，之後逐漸停止發育，開始退化萎縮。胸腺病變尤其是胸腺瘤，合併重症肌無力的比例相當高，這與脾臟主肌肉及升清功能失調，導致肌肉下垂有關。

　　曾有一位胸腺癌病友，她在發病前就是嘴唇容易脫皮、體瘦、單側眼皮有肌無力下垂的症狀。發病時則有後背痛、體重一直減輕、胃口不好等問題，做完 MRI 檢查後，發現腫瘤已經擴散到整

個胸肋。在中西醫治療過程中，她一直要面對吃不下、胃口不好的狀況。跟她母親閒聊時，才知道母親懷她時，經濟狀況較為艱苦，不僅要出去打工，也沒有心力注意營養補給，所以母親一直認為孩子從小身體瘦弱，是因為母親懷孕時沒有好好照顧而來。

從中醫角度來看，這些症狀與背景都與脾臟有關聯。

脾經經脈循行也可能通過位於頸部兩側的甲狀腺。甲狀腺屬於內分泌器官，現代人常見的甲狀腺腫大，中醫自古就有記載，稱為「癭氣」或「癭瘤」，常因情志抑鬱，導致痰與氣互結於頸部，俗稱「大脖子」。

甲狀腺亢進會出現甲狀腺腫大，從中醫角度來看，甲狀腺亢進通常與肝臟有關，所以會出現一系列代謝亢進的症狀。

甲狀腺機能低下則與脾臟較有關聯，例如容易疲勞、嗜睡、一動就喘、心跳變慢、水腫、怕冷、四肢無力、食慾減退、便秘、體重增加、月經紊亂、反應力變慢、情緒低落等，這些症狀都與脾臟運化、升清及袪濕功能失調有關，可選用脾經改善症狀。

臨床上，也用脾經來治療甲狀腺術後的傷口腫脹疼痛。一位女老師就是這樣的情況來就診，頸部手術處非常腫脹疼痛，不僅吞嚥及說話不利，還影響睡眠。我們針刺脾經商丘穴，頸部傷口處的腫痛迅速緩解，病人都感到不可思議。

中醫師不傳之秘：穴位的特質是依附經絡與臟腑而來，掌握經絡臟腑，方能靈活運用穴位，取得最佳療效

經絡解密的讀者閱讀到此，已經認識了三條以上經絡，可能逐漸發現中醫真的很強調整體觀，各個經絡與臟腑都是同心協力來維持身體正常的運作。中醫的整體觀，除了呈現在臟腑關係外，經脈系統亦然，沒有任何一條經絡系統是獨立運作的，都是同心協力互相支援，以達成任務。

另外，經絡系統所涵蓋的部位遠遠超過所連屬的臟腑，它們還連結四肢、軀幹及頭面等，將臟腑與身體連結成一個系統。每個系統又跟其他系統相連結，全身的經絡宛如城市的交通網絡一樣交錯縱橫，同一個部位會有許多經絡通過，彼此之間的關係更為複雜與敏感，同時也很脆弱，可以共榮共生，也會互相連累。因此掌握經絡也就掌握了臟腑及軀體之間的密切關係。

位在經絡路線上的穴位，其功能效用多數依附經絡與臟腑而來，每個穴位不僅承擔本經循行所過部位的照護責任，也與本經所連結的臟腑經絡建立特殊的關聯性，該穴也因此可以用來調節相關連的臟腑經絡氣血。這就像一般公司的分工，業務部面對外

面的客戶，人事室管理內部員工，採購部專責向外採買，會計部負責帳務管理一樣，這些部門都同屬一家公司，但是術業有專攻，職務分工發揮的作用不同，就整體而言，都是為了讓公司的營運上軌道，可以蓬勃發展。經絡就像公司，穴位就像公司各部門，穴位的功能主要是讓經絡氣血可以通暢，臟腑功能可以正常，如此一來人體就能健康。

前面的「脾經臟腑好緣區對照圖」，一個穴位可以面面俱到，照護多個經絡臟腑功能，在不同情況下，同一個穴位也能發揮不同的功用，這就是人體整體觀的應用，在臨床診治上都有良好的印證。

我深深體會具有堅實的經絡基礎，可以提高對於穴位特性的了解，以及診斷治療疾病時的能力。因此常建議年輕的醫學生，想要學好針灸，必須先學好經絡與臟腑觀念，唯有厚實的經絡臟腑知識，方能靈活掌握病情，妥善運用穴位，取得最佳療效，而不會落入特效穴／經驗穴的侷限框架中。

某天門診中，我跟實習醫師說明穴位的特性，旁邊有病人很專注地聆聽，就順便舉個例子說明上述概念。現代科技發達，電

子產品日新月異，產品設計都很精細，功能也很多元，所以說明書成為很重要的入門指引。但有一類人士從來不看說明書，就憑藉自己過去的經驗開始使用產品，使用後碰到問題，就嫌產品設計不良，難以使用而放棄，正如俗話說的，自己功夫差反而嫌工具不好一樣。

《內經》說：「小鍼之要，易陳而難入」，係指針刺之法，說來容易，實際操作很難，因此才需要「臨床」的學習。在針灸業界（不限於中醫），還看到另一種現象，我稱之為「易入而難精」，就是要將針刺入身體很容易，連我們在縫衣服時，都可能不小心刺到手指而產生「針刺放血」的效果，可是要將釖法運用得精妙卻很難！針具就像電子產品，經絡臟腑的概念就像說明書，唯有細細研讀之後，方能將針灸運用自如，進入經絡的神奇殿堂。

若以前述脾臟與淋巴系統相關，是人體重要的免疫器官為例，想要改善或強化免疫系統，該如何選擇脾經上的穴位？

商丘穴是治療淋巴相關病症的要穴

首先，每條經絡都有五個特定穴「井榮輸經合」，以對應五臟及五行功能特色。免疫系統是保衛機制，相對應的五臟特色，

應該是主一身之表的肺臟，肺的五行屬金，脾經特定穴之中，屬於金的穴位是商丘穴。

其次，許多淋巴結都位於關節處，如腹股溝及腋部，商丘穴正位於內踝關節處，位置相對應，可用來治療淋巴相關病症。

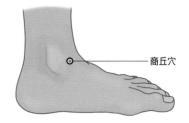

商丘穴

此外，《卷一》介紹過「有諸內必形諸外」的人體特性，我們在臨床上也觀察到，只要脾經系統發生較為重大的病變，例如循行所經部位出現異常現象，如前所述頸部甲狀腺術後局部腫痛，右腹部接近橫結腸肝曲處的腫脹壓痛、腋窩腫痛等，還有消化、生殖及免疫等機能異常時，商丘穴也會跟著出現腫突現象，此時可以按摩或針灸對側商丘穴來保健及改善。

足太陰脾經——病候

脾經經脈病候《內經》原文	說　明
是動則病：舌本強	本經經脈異常就會出現：舌根僵硬
食則嘔 胃脘痛，腹脹，善噫 得後與氣則快然如衰	進食就會嘔吐 胃脘疼痛，腹部脹滿，噯氣打嗝 若能排便及排氣，腹部就感到輕快，症狀明顯改善
身體皆重	全身都感覺沉重
是主脾所生病者：	主治脾臟功能異常所發生的疾病：
舌本痛	舌根疼痛
體不能動搖	身體不能自在的活動
食不下 煩心，心下急痛	沒有胃口或因腹脹而吃不下 心胸煩悶，心窩以下部位拘急拉緊疼痛
溏，瘕泄 水閉，黃疸，不能臥	大便水瀉，或大便欲解難出的痢疾 小便不通，導致水濕閉阻停留在體內，出現面目皮膚發黃的黃疸，無法安靜睡臥等
強立，股膝內腫、厥 足大趾不用	勉強站立則在股膝內側經脈所過之處有腫脹、厥冷現象，足大趾難以靈活運用

說明：
白色區塊代表「是動病」，淺紫色區塊代表「所生病」。

脾經經脈循行與主要病候對照圖

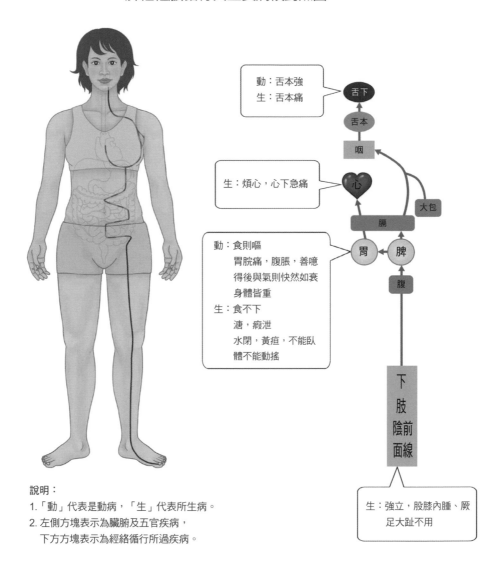

說明：

1. 「動」代表是動病，「生」代表所生病。
2. 左側方塊表示為臟腑及五官疾病，
   下方方塊表示為經絡循行所過疾病。

脾經經脈病候特色

脾經經脈病候與經脈循行所過部位完全吻合。病候內容以臟腑功能異常為主，尤其呈現出脾臟與脾經的特色。肢體疾病只有下肢型態改變的腫脹和溫度異常的厥冷現象。

依經脈循行的部位，將脾經經脈病候依序分為三部分介紹：

1. 下肢部位

脾經循行所過部位出現腫脹且有冷感，足大趾不靈活。

在循行篇中介紹過，下肢部位是脾經的臟腑好緣區，與多個臟腑的功能相對應，這就是身體的整體觀。

脾經下肢部位的腫脹偏冷，都是氣血循環不良的表徵，當然也會影響卜肢穴位，連帶也牽連到所關聯的臟腑。雖然病候篇中輕輕帶過下肢病症，對於身體的影響卻不容忽視。

 中醫師不傳之祕：拇趾外翻與咽喉卡痰有關！

大趾頭在臨床上的常見病是「拇趾外翻」，它的成因與穿尖頭鞋、高跟鞋，長期負重久站久走有關，過去認為拇趾外翻是典型的「高跟鞋病」。但是越來越多研究發現，拇趾外翻與家族遺

傳更為密切，且女性居多。拇趾一旦開始外翻，就會持續變形，甚至疼痛，造成生活及行動上很大的困擾。

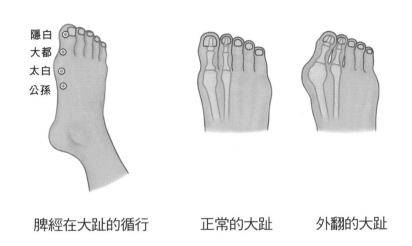

隱白
大都
太白
公孫

脾經在大趾的循行　　　正常的大趾　　　外翻的大趾

　　從中醫角度來看，拇趾外翻的部位就位在脾經循行上，脾經將足大趾與咽喉連成一個系統。因此臨床上許多拇趾外翻的病人，喉嚨常有卡卡的感覺，或有異物感常需清喉嚨。病人可能因喉嚨不舒服看了許多醫生並未改善，直到聽到我們的解釋，知道跟拇趾變形有關，甚至還是遺傳造成的，雖感無奈，卻能釋懷，就不再急著治療喉嚨，而是先治脾經了。

　　不過拇趾外翻容易造成卡痰現象，但喉嚨有卡痰症狀，卻不一定會出現拇趾外翻，脾經的這項循行病候只是原因之一。

2. 胸腹部位

　　這個部位是脾經循行的重點，以脾為核心，與相連臟腑功能異常所產生的病症為主。下面用三個圖示來呈現。

圖一、脾經本身功能異常的病症

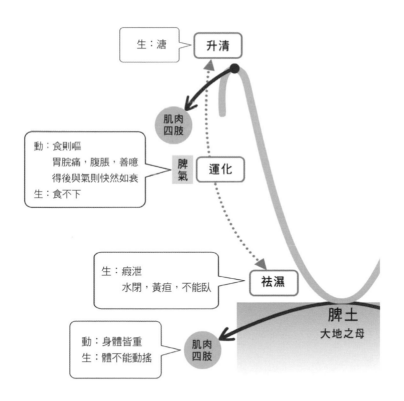

生：溏 → 升清

肌肉四肢

動：食則嘔
　　胃脘痛，腹脹，善噫
　　得後與氣則快然如衰
生：食不下

脾氣　運化

生：瘕泄
　　水閉，黃疸，不能臥 ← 祛濕

動：身體皆重
生：體不能動搖

肌肉四肢

脾土
大地之母

圖二、脾胃氣機升降功能異常的病症

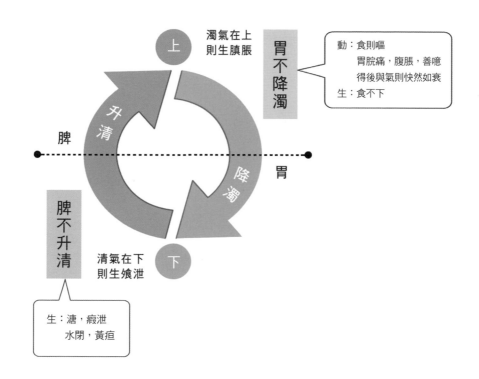

濁氣在上
則生䐜脹

胃不降濁

動：食則嘔
　　胃脘痛，腹脹，善噫
　　得後與氣則快然如衰
生：食不下

上

升清

降濁

脾　　　　　　　　胃

脾不升清

清氣在下
則生飱泄

下

生：溏，瘕泄
　　水閉，黃疸

圖三、脾經好緣臟腑與病候的關係圖

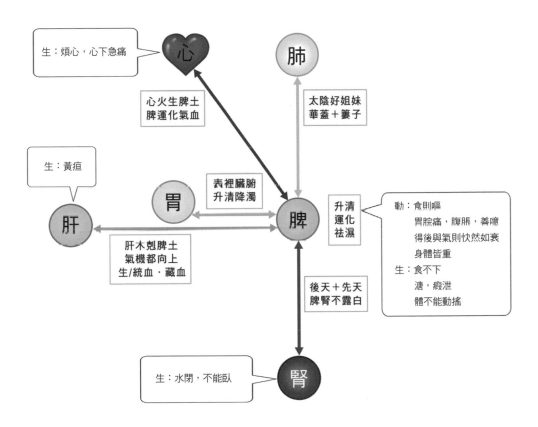

●脾臟本身功能異常的病症：

五臟經脈的病候都以臟為主，脾經經脈當然也是以脾臟的病症為主。脾臟特色在總論已經介紹，這裡就快速說明。

脾主濕的功能失常：身重，體不能動搖；水閉，黃疸，不能臥。

《內經》說「諸濕腫滿，皆屬於脾」，脾五行屬土，土可以制水，脾土對於水濕是嫉惡如仇，遇到就想除之為快，所以脾不喜歡水濕，喜歡乾燥。

如果脾功能失常，土不能制水，不能運化水濕，滯留在身體就會出現「浮腫」與「沉重感」，如下肢水腫、面部浮腫、腹部腫滿等狀況。

水濕停留在體表，脾主肌肉，全身的肌肉就像浸水的大浴巾一般，變得很沉重。這種情況在雨天最明顯，一覺醒來，窗外的雨淅淅瀝瀝，而你宛如被黏在床上，身體像綁了鉛塊難以起身，這就表示脾氣比較虛弱，加上平時喜歡喝飲料（病人常辯稱「我喝飲料但沒吃冰」咦？難道飲料都是熱的嗎？其實在我們看來冷飲與吃冰都是一樣），脾不能運化水濕，停留於體內成為內濕，遇到天雨時，外在濕氣增加，內濕與外濕相結合，身體都是水，怎麼不會沉甸甸的，難以動搖，行動遲緩呢？

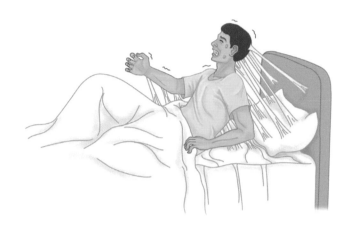

身體沉重，
宛如黏在床上
難以起身。

　　如果水濕瀦留在體內會如何呢？除了腹部腫滿之外，中醫還有「黃家所得，從濕得之」及「無濕不成疸」理論。人體排出水液主要方式是排尿與排汗，如果該出汗而無法出汗，或是該小便而小便難出，脾無法運化這些水濕，水液閉阻在體內，形成水閉，加上一些既有因素，如肝膽疾病等，就會出現身黃、目黃、小便黃的黃疸現象。

　　這種內濕的病情比外濕嚴重。但內濕病久之後，反過來也會影響脾主肌肉水濕的功能，而導致身體內外腫脹，難以安臥休息。

● 脾與心相關的病候：

　　脾經最後注入心中，脾與心互相影響，最常見於情緒失調和養分吸收。在中醫的五志七情中，脾主思，思則氣結，就是想得

太多而變成愛操煩一族，常出現於空巢期的媽媽和失戀的人身上。

　　脾胃為後天之本，負責吸收精微物質，再轉化為血液提供給心臟。這種人事事都掛心，日思夜想，還會鑽牛角尖，不僅影響脾的運化功能，導致脾虛血少，也影響心主血脈和神志的功能，造成心脾都生病，出現心脾氣血兩虛，食少倦怠、面色萎黃、心悸失眠等症狀。若長期失眠還會出現煩心、心窩痛等。

　　中醫有個專治這種思慮過度，茶不思、飯不想、睡不著，心脾兩虛的藥方──「歸脾湯」，光看方名就知道是要拉回陷在牛角尖裡的脾。

　　歸脾湯以補益心脾為主，其中一味最有特色的中藥也是食物，就是將龍眼曬乾變成「龍眼乾」或「桂圓肉」。古人認為，龍眼甘味歸脾，能補血益智，又稱為「益智」。荔枝跟龍眼頗像，但荔枝性熱，龍眼比較平和，是滋補良品，故有「南桂圓，北人參」之稱，所以天冷時大家會喝桂圓茶補身，卻少見荔枝茶。

●脾與腎相關的病候：

　　脾五行屬土，腎五行屬水，脾土與腎水通力合作，若再加上肺的通調水道功能，就能共同維持人體正常的水液代謝。

　　若肺脾腎三臟功能失常，當然也會導致水濕停留體內，而出現一系列水腫相關的症狀。

中醫師不傳之祕：脾位於中焦，也參與氣、血、水的生成與代謝

前面介紹脾臟自身的功能，以及與胃心的關係，體現了位於中焦的脾也和上焦的肺一樣，參與人體氣血水的生成與代謝。

人體主要功能都由位在胸腹腔的五臟六腑承擔，尤其是五臟，生命活動所需的氣血水，其生成與代謝當然也是在胸腹腔完成。胸腹腔分為上中下三焦，上焦由肺，中焦由脾，下焦由腎，三臟共同完成體內氣血水的生成與代謝。肺脾腎三臟因為所在位置和特性不同，工作重點也不同，將於腎經再跟大家介紹。

人體是不是很奧妙？而中醫竟能解讀此奧祕，真是身體的知音啊！

●脾與胃相關的病候：

脾胃位在人體的中焦，是氣機上下必經之路。脾氣主升，胃氣主降，脾胃成為升降的樞紐，脾升則胃降，胃降則脾升，很像蹺蹺板的動態平衡，人體氣機也才能平衡。

如果脾胃氣機升降失常，脾該升而不升，胃該降而不降，就會出現《內經》所說的「清氣在下，則生飧泄；濁氣在上，則生䐜脹。」由於脾氣不升，胃氣不降，脾胃消化功能失調，氣機就「僵

住」在腹部，導致腹部脹滿，沒有食慾而吃不下。

　　胃氣無法下降，勉強進食就會出現嘔吐、胃痛腹脹、打嗝噯氣，若能排便及排氣，僵住的氣機得到鬆解，症狀就能明顯改善。

　　脾氣無法上升就會出現腹瀉、水瀉甚至痢疾的情況。臨床上，如果單純脾氣虛弱，中醫師會開四君子湯加黃耆來健脾益氣，如果脾虛還夾水濕，腹脹腹瀉，台灣大街小巷都有的國民美食「四神湯」（如下圖）就是良方！若再加個薏苡仁，健脾利濕效果更好。

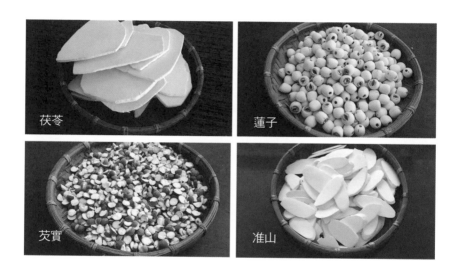

茯苓　蓮子　芡實　准山

　　此外，脾胃功能失調很容易出現大便異常，但是疾病表現有差異。脾屬陰偏寒，胃屬陽偏熱，大便異常也有陰陽寒熱之別，例如脾臟生病時多出現腹瀉，胃腑生病時多出現便秘。

本經病候中的「溏瘕泄」有其特殊含義。

《難經》介紹五種腹瀉稱為「五泄」,包括胃泄、脾泄、大腸泄、小腸泄及大瘕泄。與本經病候有關的是「胃泄」,飲食不化,大便色黃;「脾泄」腹脹滿,泄注——意即大便如水般傾瀉而出,食即嘔吐逆;「大瘕泄」出現裡急後重,意即肚子攪動得很急促,肛門很沉重,便意很急,頻頻如廁卻解不出來,古人稱為「痢疾」。

依據《難經》,我將病候中的「溏瘕泄」分為「溏」與「瘕泄」兩症,溏類似脾泄中的泄注,瘕泄類似大瘕泄的症狀,兩症都是大便異常,只是病情輕重有別。

3. 頭面部位

脾經連舌本,散舌下,脾病就會出現舌頭根部僵硬、疼痛等。

中醫以望聞問切四診來看病,望舌是望診的重點,又稱為「舌診」。舌診以望舌質和舌苔為主,正常人的舌頭應該是淡紅舌,薄白苔。脾與舌密切關係,加上舌苔是由脾胃所化生,從舌苔就可判斷脾胃功能。

除此之外,五臟六腑的情況都會反映在舌上,古代有「舌鏡」之稱。舌頭的型態、動態以及血絡等,都會透露全身的訊息,這就是為什麼很多人去看中醫時,醫師經常會要你伸舌頭的用意了。

中醫師不傳之祕：
「脾氣─脾土─脾濕」三部曲

脾與胃在中醫是相表裡的器官，但對一般民眾的辨識度來說，胃的功能特色很容易了解，脾就不太容易說清楚、講明白。

但在中醫診間，若遇到有成長中孩童的家長，最關心的還是生長發育問題，當孩子胃口不佳時，就會問醫師「有沒有能開脾土的藥？」當孩子睡覺醒來全身濕答答，手汗腳汗多時，就會問醫師「有沒有能祛脾濕的藥？」可見脾的概念還是深植於民間。

在脾經總論中介紹過脾臟的特色，只要脾氣夠強，脾土就開，土能制水，就能祛脾濕，所以「脾氣─脾土─脾濕」形成三部曲，以脾氣為馬首是瞻，「補益脾氣」就會貫穿在所有治脾的思路中。

一旦脾氣虛弱，脾土不開，脾濕就會四處停留：若停留身體內部，如在腸胃道，大便就會變得稀軟，甚至水瀉；若停留在體表，許多部位會開始變腫，如臉腫、眼泡浮腫、手臂及腳腫等等；脾經連結舌本，脾有濕氣，舌頭也會變胖，向外擴張，與牙齒相

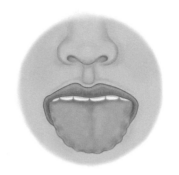

脾濕者舌邊會出現荷葉邊齒痕

擠壓，導致舌頭周圍會出現牙齒的壓痕，中醫稱為「齒痕」，又因為看起來很像荷葉邊緣一個個小圓弧，所以又稱「荷葉邊」。

對於「脾氣—脾土—脾濕」三部曲，深思熟慮的中醫體系有完備的治療方案。

依據濕氣排出人體的管道，分為三種方法：

●用芳香性質的藥物來醒脾化濕，如藿香、砂仁等。

●以苦溫性質的藥物來健脾燥濕，如白朮、半夏等。

● 以淡滲性質的藥物來導水利濕，如茯苓、薏苡仁，讓水濕從小便而出。

 中醫師不傳之祕：
白朮與茯苓隱藏脾經的大秘密

在脾經的用藥中，白朮與茯苓是最常見的拍檔，常常一起治療脾胃病，時間久了，就好像兩人結婚共同生活之後，出現「夫妻臉」一樣，開始失去自己的特色，我覺得很可惜，因為在早期的中醫書如《傷寒論》等，白朮與茯苓各自的個性都很鮮明，臨床應用指徵也很嚴格。所以我們就回到白朮與茯苓的「青春年代」來看看它們的特色吧！

現存最早的中藥書《神農本草經》，共有 360 種藥物，分上中下三品，每一品共有 120 味藥。白朮與茯苓都列屬上品藥，上品藥主要必須無毒，多服或久服不傷身，又能養命輕身，所以上品藥也被認為是「君藥」。可見，白朮和茯苓是延年的好藥。

　　《神農本草經》記載：

　　●白朮：氣味甘溫，無毒。治風寒濕痹、死肌、痙、疸。止汗、除熱、消食。

　　●茯苓：味甘平。主胸脅逆氣、憂恚、驚邪恐悸、心下結痛、寒熱、煩滿、咳逆。止口焦舌乾，利小便。久服安魂魄養神。

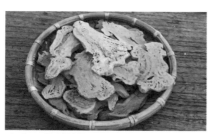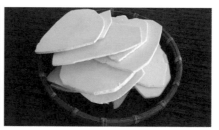

白朮：菊科植物白朮的乾燥根莖　　茯苓：多孔菌科真菌茯苓的菌核
　　　　　　　　　　　　　　　　　　　　多寄生在松樹根上

依據《神農本草經》和現代中藥學有關記載，整理如下表：

		白朮	茯苓
神農本草經	氣味	甘，溫	甘，平
	功效	止汗、除熱、消食	止口焦舌乾，利小便 久服安魂魄養神
	主治	風寒濕痺、死肌、痙、疸	胸脅逆氣，憂恚，驚邪恐悸 心下結痛，寒熱，煩滿，咳逆
現代中藥學	性味	苦、甘，溫	甘、淡，平
	歸經	脾、胃經	心、肺、脾、腎經
	功效	健脾益氣、燥濕利水、止汗、安胎	利水滲濕，健脾化痰，寧心安神
	主治	列入【補虛藥】中【補氣藥】 1. 脾胃虛弱，食少脹滿，倦怠乏力，泄瀉 2. 水濕停留、痰飲、水腫 3. 表虛自汗 4. 妊娠足腫、胎動不安、腰痠	列入【利水滲濕藥】 1. 小便不利，水腫（偏腎臟） 2. 脾虛泄瀉，帶下（偏脾臟） 3. 痰飲咳嗽，痰濕入絡，肩背酸痛（偏肺臟） 4. 心悸、失眠（偏心臟）

從上表可以看出，在現代中藥學中，白朮與茯苓的功用主治有許多類似之處，譬如都能強健脾臟，治療水濕停留體內的症狀。但若細分還是可以看出兩味藥處理水濕的方式不同，如：

白朮列入【補虛藥】和【補氣藥】，以強健脾胃機能，燥濕利水為主。茯苓列入【利水滲濕藥】，以通利水道，滲除水濕為主。

「燥濕」跟「滲濕」有何不同？

剛開始學中藥的時候，我也看不懂這兩個名詞有何差異。後來當然懂了，但對於一般讀者需要以比擬方式說明。

假設大雨過後，陽台積了一大灘水，可用兩種方式清理：

一是使用乾抹布直接把水吸乾、擦乾。這個去除水濕的做法，中醫稱為「燥濕」，轉換成在人體的作用，就是以土能制水的能力，將水濕直接燥乾。

二是用掃把將水掃到陽台角落的排水管，讓水從水管滲下去，排到外面的水溝。中醫稱此法為「滲濕」，就是把體內的水道（如膀胱）打開，將水濕集中到水道，以小便方式排出體外。

白朮是補氣藥，透過強健脾胃之氣來燥濕；茯苓是利水滲濕藥，主要通利水道，讓水濕變成小便排出體外。茯苓藥性平和，可以利水而不傷正氣，是中醫很重要的利水滲濕藥。

從現代中藥學了解兩味藥的相同與相異之處後，接下來要溯回源頭，從《神農本草經》一探兩味藥藏有的秘密。現代中藥學記載白朮與茯苓有類似的功用主治，但在早期的《神農本草經》中，白朮與茯苓的內容幾乎沒有共同點，為何會如此？

請參閱下表便會明瞭。

	白朮功能	茯苓功能
脾臟功能特質：		
1. 脾主運化	消食，止汗，除熱	
2. 主肌肉	死肌	
3. 主四肢	風寒濕痹	
4. 五行屬土，脾主濕： 　諸濕腫滿，皆屬於脾 　無濕不成疸 　諸痙項強，皆屬於濕	 疸 痙	
脾經循行特色：		
1. 交會肺經中府穴		煩滿，咳逆，寒熱
2. 挾咽，連舌本，散舌下		止口焦舌乾
3. 注心中		憂恚，驚邪恐悸。久服安魂魄養神
4. 入腹，屬脾絡胃		心下結痛
5. 胸脅部循行～慈母線		胸脅逆氣
6. 脾經與腎經的地下關係		利小便

　　看出端倪了嗎？白朮與茯苓隱藏有脾經的重大秘密，就是脾經經絡系統與藥物的作用一致。

　　脾經連結三個臟腑：脾、胃與心。白朮與茯苓的功能都與這三個臟腑有關。

《內經》中載明，諸濕腫滿皆屬於脾，無濕不成疸，諸痙項強皆屬於濕等，白朮主治的疸及痙病都是脾臟處理水濕功能異常，所以白朮主治脾臟功能失調。

而茯苓所治的病症幾乎都與脾經循行有關，加上脾經由足部向上走到胸脅，所以出現「氣機上逆」的現象。當氣機上逆還挾帶著水氣，對於人體影響很大，因此它的治症遍布在體腔而且還很動態，例如由下而上的「胸脅逆氣」、「咳逆」，結在局部團狀疼痛的「心下結痛」、「煩滿」等，這些症狀都可透過「利小便」由下而出的方式來改善。

茯苓的治症還有一個很特別的現象，因為脾經最後注入心臟，水氣很容易搭著脾經順風車上逆影響到心，中醫稱為「水氣凌心」，病人會出現心悸，嚴重的話會影響心主神志功能，而有過度憂慮、恐慌害怕等情緒失常的反應。

《神農本草經》中茯苓主治水氣上逆故事如此精彩，可惜現代中藥學將茯苓寫得很平淡，就跟它的性味一樣。

後世醫家還曾將茯苓菌核中抱有松根的部分稱為「茯神」，顧名思義，就是很能安神，用來治療茯苓治證中憂恚、恐驚等心神不安的症狀，現代臨床也常如此使用，尤其能幫助睡眠。古醫

家因此認為，茯苓入脾腎之用比較多，茯神入心之用比較多，將原來屬於茯苓的治症做更精細的分工，但是茯神重在安神，如果是因水氣上逆的心神不安，仍需使用茯苓。

白朮與茯苓在人體的作用方向不同

請參考右下圖，白朮作用於脾與胃之間，為橫跨兩側的橘色線，重在強健脾胃之氣。

茯苓作用於心肺與脾腎之間，為箭頭向下的黑色線，由於水氣上逆會影響人體上中下三焦，重在通利水道，讓脾經所過部位瀦留的水濕之氣從小便而出。

白朮與茯苓在人體形成一個十字形的作用方向，脾胃正位於十字形路線的關口，由此更凸顯出脾胃在人體氣機流動的重要性。

一層層解開白朮與茯苓所藏的秘密之後，我們再繼續深入探討。

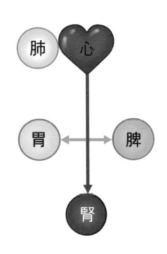

白朮與茯苓在
人體的作用方向圖
白朮為橘色線，茯苓為黑色線

白朮、茯苓藥性與穴位特質的配合

白朮類似太白穴的功用。太白穴為脾經原穴，善於治療五臟疾病。脾臟屬土，太白穴也屬土，土上加土，是脾經之中強健脾胃能力最強的穴位，可以明顯改善脾臟疾病。白朮雙重土性的特質，宛如加高加粗的河堤，治水功能當然很強。

茯苓類似陰陵泉穴功能。陰陵泉穴為脾經合穴，善於治療內腑疾病。其五行屬水，可以疏濬水道，導引濕邪從小便而出，改善水飲停留在脾經循行所過部位所造成的疾病。如果氣機上逆嚴重，還可配合最擅長降逆氣的公孫穴，若再加入內關穴一起開胸理氣，敞開胃心胸，效果更佳。

白朮和太白穴屬於脾臟用藥和穴位，功能比較靜態與內向，守護脾臟家業；茯苓和陰陵泉穴屬於脾經用藥和穴位，功能比較動態與外向，為脾臟家族拓展人際關係。

《傷寒雜病論》使用白朮與茯苓的思考
<u>白朮與茯苓合用：</u>

東漢張仲景的著作《傷寒雜病論》（含《傷寒論》及《金匱要略》兩書）中，常以白朮配茯苓來治療水濕，最經典的方劑就

是「苓桂朮甘湯」，具有溫陽利水的功能。苓朮兩藥合用能強健脾胃來治本，燥濕利濕來治標，標本共治。桂枝合甘草能加強心臟陽氣，心臟的陽氣就像太陽的光與熱，可以將水濕曬乾一樣。苓桂朮甘湯能讓脾胃心的陽氣充足，除濕效果當然很好。（桂枝與甘草也是非常精彩的組合，且待《卷四》再跟大家介紹。）

在《金匱要略》的痰飲篇中最能看出「苓桂朮甘湯」的特色。這一篇章主要探討水飲停留人體所產生的疾病，有兩個主題：

1. 水飲停留在五臟

水在心：心下堅築，短氣，惡水不欲飲；

水在肺：吐涎沫，欲飲水；

水在脾：少氣身重；

水在肝：脇下支滿，嚏而痛；

水在腎：心下悸。

水飲停留在五臟症狀，除了水在脾的「少氣身重」，類似白朮的「死肌，風寒濕痺」症狀之外，其他都與茯苓主治類似：

水在心「心下堅築」類似茯苓的「心下結痛」，水在肺「吐涎沫，欲飲水」類似「咳逆…止口焦舌乾」，水在肝「脇下支滿」類似「胸脇逆氣」，水在腎「心下悸」類似「驚邪恐悸」。

由此看出內向的白朮屬於脾臟藥，主治脾水之證；外向的茯苓屬於脾經藥，兼治脾經連結的臟腑經絡之水病。

2. 水飲停留在體內不同部位

主要分為四類：水留腸間的「痰飲」，水流脅下的「懸飲」，水停四肢皮膚的「溢飲」和水堵在胸膈的「支飲」。

其中跟脾胃比較相關的是「痰飲」，症狀之一是水走在腸道之間，發出瀝瀝聲音的腸鳴，症狀二是痰飲停留在心窩處（心下），出現胸脅堵悶脹滿（支滿）、頭暈目眩的症狀，都可用苓桂朮甘湯治療。

苓桂朮甘湯所治的「痰飲」，所病部位已經從茯苓原先的胸脅部位延伸到頭面部，出現眩暈等症。再參考《傷寒論》中「傷寒若吐若下後，氣上衝胸，起則頭眩，脈沉緊，發汗則動經，身為振振搖者，苓桂朮甘湯主之。」本證心下逆滿，氣上衝至胸，而出現頭暈目眩，跟《金匱》的情況一樣，可見「氣上衝胸」比茯苓的「胸脅逆氣」更嚴重，因此需要白朮一起健脾利水來平衝逆之氣。

《金匱》在本篇章還提到：「短氣有微飲，當從小便去之，

苓桂朮甘湯主之，腎氣丸亦主之。」指出水飲會造成短氣，呼吸不利的情況，但因所病的臟腑有異，處方也不同。在《卷一》中提過，肺腎與呼吸有關，肺主吐氣，腎主納氣，《難經》也說「呼出心與肺，吸入腎與肝」，因此如果呼氣較短，表示是心肺陽氣不足，適合苓桂朮甘湯；如果吸氣較短，表示是肝腎氣化與納氣功能不足，適合腎氣丸。

苓桂朮甘湯還有一個強力利水版「五苓散」，治療水停臍下「瘦人臍下有悸，吐涎沫而癲眩，此水也。」

由上述討論可知，白朮與茯苓合用，都可治水飲停蓄及向上衝逆之證。

白朮、茯苓獨行：

現在回歸《神農本草經》所述，看看《傷寒雜病論》中兩藥如何各自發揮。

【白朮】

1. 治療濕邪為病，導致關節疼痛。

如《金匱要略》提及：

● 麻黃加朮湯——治濕家，身煩疼。

● 麻杏薏甘湯——治風濕，一身盡疼，發熱，日晡所劇。

● 防己黃耆湯——治風濕，脈浮，身重，汗出惡風。

● 白朮附子湯及甘草附子湯——治風濕相搏，身體疼煩，不能自轉側，大便堅，小便自利，或骨節疼煩，掣痛不得屈伸，小便不利。

● 桂枝芍藥知母湯——治歷節之證，諸肢節疼痛，身體尪羸，腳腫如脫，頭眩短氣等。

以上可以看出，白朮常被用在治療關節及肌肉疼痛，符合《神農本草經》「風寒濕痺、死肌」之症。

臨床上，見到多吃各種瓜類、白蘿蔔等寒性食物的病人，由於寒濕困脾土，致使肌肉變得過度鬆軟，我形容是「融化的冰淇淋」，都可使用太白穴或白朮來健脾利濕，強健肌肉。

2. 治療脾臟功能失調之症。

如《金匱要略》載明：

● 枳實白朮湯——水飲所作，心下堅，大如盤，邊如旋盤。

● 澤瀉湯——心下有支飲，其人苦冒眩。

白朮與行氣消脹的枳實合用，脾胃兩治，治療水氣虛結的心下腫硬感；白朮與利水的澤瀉合用，脾腎兩治，治療水飲結於心

下的眩暈症。

白朮合枳實是「以土治土」，白朮合澤瀉是「以土制水」，兩個藥方都是憑藉白朮屬於脾土的特質。

【茯苓】治症都與小便不利，水氣上逆有關。

例如「小半夏湯」主治心下有支飲的嘔吐，兼有眩暈心悸會加入茯苓；《傷寒論》「小柴胡湯加減方」中，兼心下悸，小便不利，少腹滿就會使用茯苓。

「五苓散」跟「豬苓湯」都能利水滲濕，豬苓湯治療水熱互結之證，藥物組合就在五苓散的基礎上，去桂枝、白朮，加阿膠、滑石，加強清熱滋陰的功效。

藉由上述分析，應該可以了解茯苓與白朮功用之別吧！

白朮可以安胎之理

《神農本草經》未提到白朮可以安胎，首見於《藥性賦》「佐黃芩有安胎之能，君枳實有消痞之妙。」張潔古老醫家說：「白朮除濕益燥，和中益氣，利腰臍間血，除胃中熱。」可見白朮是善用健脾除濕及利腰臍間血來達成安胎的任務。

白朮透過「利腰臍間血」來安胎的這項功能，就要回歸到脾經經筋所形成的簍子結構，因為胚胎形成後都安住在這個簍子裡，因此只要簍子穩固，沒有鬆脫下滑，胚胎就能安全無虞。

誰能讓簍子穩固呢？這當然就要交給能改善脾臟功能，強化升清功能的白朮了。

二、足太陰之正（經別）

　　脾經經別比脾經經脈精簡許多，在大腿部與胃經的經別相合，再一起向上行，結在咽喉部，最後貫穿舌根。

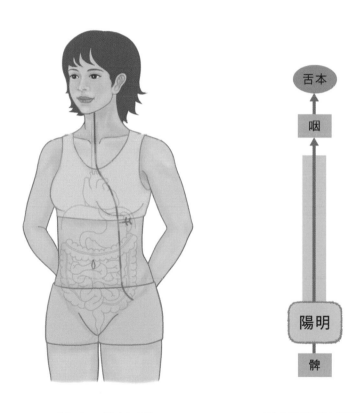

脾經經別循行圖　　　　　　脾經經別捷運圖

脾經經別 《內經》原文	說 明
3. 貫舌本＊	貫穿舌根
2. 上結於咽	結絡在咽喉部
1. 上至髀，合於陽明，與別俱行	本經別從大腿分出來，與胃經經別相合，此後就與胃經經別並行

＊也有版本為「貫舌中」。

　　細心的讀者可能發現，怎麼脾經經別的《內經》原文與上頁的循行圖不同？而且看起來似乎跟胃經經別相似，怎麼會這樣？

　　這是因為脾經經別有隱藏版的循行路線。我們以下面脾經與胃經的經別對照圖來做說明，大家就比較容易了解。

脾經經別「上至髀，合於陽明，與別俱行，上結於咽，貫舌本。」

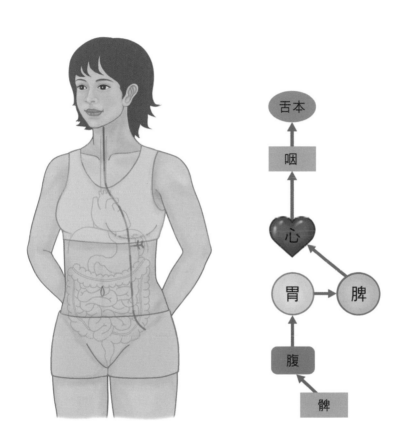

脾經經別循行圖　　　　脾經經別捷運圖（詳細版）

胃經經別「上至髀，入於腹裏，屬胃，散之脾，上通於心，上循咽，出於口，上頞頔，還繫目系，合於陽明。」

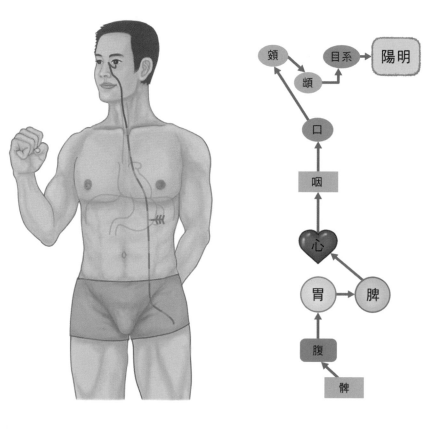

胃經經別循行圖   胃經經別捷運圖

對照兩經經別內容可以看出，脾胃經別都上至髀，但脾經經別自此以後的循行就直接交給胃經經別「合於陽明，與別俱行」，最後再上結於咽，貫舌本。依此推論，脾經經別的詳細路線應該是「上至髀，入於腹裏，屬胃，散之脾，上通於心，上結於咽，貫舌本。」劃線的內容是胃經經別的循行。依據此內容，我們畫出前面的脾經經別捷運圖（詳細版）。

脾經經別加強了脾經經脈中，咽與舌本、舌下的連結，可見脾經對於咽與舌的重要程度，此外脾經還透過胃經經脈連結人體口部。而胃經經脈也透過脾經經別，連結胃、心與舌部。看來脾胃之間，有一種非常密切的合作關係，到底這有什麼特殊作用？

我以它們之間的三種關聯簡單說明：

1. **胃與舌**：胃主受納食物，舌部有助於食物在口中的攪拌及吞嚥。

2. **脾與口**：脾開竅於口唇，《內經》說「脾氣通於口，脾和則口能知五穀矣。」脾功能正常就能品嚐各種食物，食物味道經由舌部傳遞給脾胃，啟動消化系統。

脾胃的狀況也可透過脾經經別輸送到舌面。因此中醫在臨床上也能透過舌診來診察脾胃系統的疾病。例如：舌體偏胖，甚至

舌邊有齒痕，表示脾胃濕氣重；舌苔黃乾，表示脾胃火氣大等。

脾經經別將舌與胃經相連結，有助於消化系統的運作以及疾病的診斷。

3. **心與舌**：《內經》說「心氣通於舌，心和則舌能知五味矣。」心開竅於舌，心臟功能正常，就可「細心品味」食物的各種特色。另外，心主神志，舌頭能輔以語言的方式表達個人情感以及內心想法，當心念正常時，言語也會正常，若心緒紛亂則容易說錯話。透過脾經經別，讓心與舌建立親密關係。

脾經經脈連結脾—胃—心，脾經經別連結胃—脾—心，脾開竅於口，心開竅於舌，俗話說「病從口入，禍從口出」，完全就是心脾關係的寫照，且脾的角色更為重要。脾可以制約胃的食慾，注意飲食衛生和習慣，脾也以愛的能量來約束心在講話前多加思量，以免語出傷人。

另外，腎經經脈「循喉嚨，挾舌本」，與吞嚥及發音有關聯。心與腎關係密切，就五行關係來看，腎水能制約心火，加上腎又主納氣，如果能在心要開口發表意見之前，先吸一口氣納入丹田，一方面讓心冷靜，一方面給脾多些時間約束心舌，或許就能減少許多不必要的口舌之爭吧！

三、足太陰之別（絡脈）

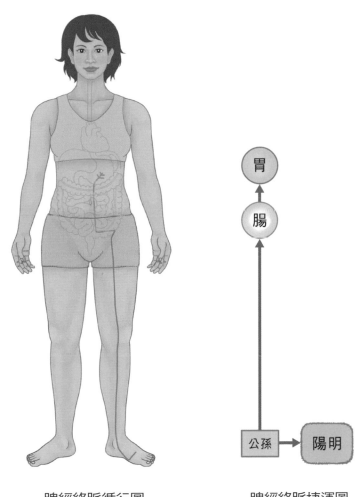

脾經絡脈循行圖　　　　　脾經絡脈捷運圖

脾經是用心於照顧家人腸胃的「媽媽型」經絡系統，循行路線上，脾經以經脈連結胃與心，以經別連結胃、心與舌，再以絡脈連結腸道系統，更加強化脾經系統對於消化功能的重大影響力。

當脾胃的升清、降濁功能失常，就會出現上吐下瀉的現象，古代以「霍亂」來形容胃腸道裡面揮霍撩亂，一片混亂，並不是現代所說的霍亂。脾胃氣機阻滯在腹部會出現腹部脹滿，甚至腸子絞痛的情況，這些症狀都可取脾經絡穴「公孫穴」來治療。

	脾經絡脈 《內經》原文	說 明
循行	2. 其別者，入絡腸胃	有條支脈，進入腹部，聯絡腸胃
	1. 名曰公孫。去本節後一寸，別走陽明	足太陰脾經別出的絡脈，名叫公孫，從足大趾本節後方一寸處分出，走向足陽明胃經經脈
病候	1. 厥氣上逆則霍亂	氣機逆亂上行，就會出現吐瀉交作的霍亂證
	2. 實則腸中切痛	實證，則出現腸部痛如刀割的病證
	3. 虛則鼓脹	虛證，則出現腹部腫脹如鼓的病證

中醫師不傳之祕：公孫穴通衝脈，兼治生殖系統及氣逆裡急之證

「公孫穴」位於核骨到內踝前廉之間的精華區，能治療脾經系統的各項疾病。除了消化系統的疾病之外，由於公孫穴還通奇經八脈的衝脈，讓它又添加了三個特色：

1. 能治生殖系統疾病：

公孫穴與生殖系統的關係，可從穴名上先做想像：在人倫關係上，男人必須有了「孫了」才會變成「阿公」，因此公孫穴與傳宗接代有關。

公孫穴通衝脈，衝脈循行至陰器，古人稱衝脈為「血海」，透過衝脈的連結關係，公孫穴也與生殖系統有關，在中醫臨床上常用公孫穴來調理月經、治療各種婦科疾病。公孫穴這項能力也跟脾經經筋所形成的簍子有關。（詳情參閱經筋篇）

2. 能降胸腹部脹滿：

「衝脈」的衝字既有「上衝」，也有「要衝」的意思，衝脈所過的要衝部位主要為胸腹部，一旦衝脈有病變，就會出現氣血向上衝逆，甚則胸腹裡拘急，大小便不利的現象。

公孫穴通衝脈，因此具有強大的降逆氣、緩裡急的能力，臨床常用來治療腹部脹滿、緊繃，甚至脹滿上至胸部，胸悶，噯氣等。

3. 與內關穴合作力量強大：

奇經八脈八個交會穴，兩兩一組協力治病。公孫穴配搭通陰維脈的內關穴，善於治療胃心胸的疾病。

內關穴屬於心包經（經絡解密·卷六），心包經循行經過胃心胸部位，內關穴本來就可以治療胃心胸的疾病，例如胃脹氣，心煩、胸悶等，但處理氣逆能力不足，配搭善於降逆氣緩裡急的公孫穴，如虎添翼，處理胃心胸部位的氣機阻滯，氣機上逆和緊繃壓迫感的力量更強大。

 中醫師不傳之祕：公孫穴美麗的錯誤

一直很喜歡鄭愁予先生的詩〈錯誤〉：

我打江南走過

那等在季節裡的容顏如蓮花開落

東風不來，三月的柳絮不飛

你的心如小小寂寞的城

恰若青石的街道向晚

跫音不響，三月的春帷不揭

你的心是小小的窗扉緊掩

我達達的馬蹄是美麗的錯誤

我不是歸人，是個過客……

年輕時曾經走在滿城柳絮之中，隨著腳下ㄎㄎ的足音，浪漫情懷大發，腦海浮現這首詩，美麗卻也哀傷。接下來要介紹的內容可一點都不感傷，而且是臨床很好用的「錯誤」喔。

前面介紹過公孫穴通衝脈，然而有關衝脈在胸腹部的循行，在《內經》和《難經》卻有不同的說法。

《內經》：「衝脈者，起於氣街，並少陰之經，夾臍上行，至胸中而散。」

《難經》：「衝脈者，起於氣衝，並足陽明之經，夾臍上行，至胸中而散。」

《內經》說衝脈並腎經經脈，《難經》說衝脈並胃經經脈。所以我們該以哪本書為準呢？

奇經八脈除了任脈與督脈有自己的循行路線與穴位之外，其餘六條奇經的循行，都與十二經脈有所交會，交會之時，會順便借用十二經脈的穴位作為自己的穴位。後世醫家記錄衝脈在胸腹部借用的穴位屬於腎經，可見前輩們依循《內經》的說法。

《內經》和《難經》對於衝脈並經的不同說法，也影響公孫穴的治療範圍。兩本中醫經典有著不同的說法，可能其中一種說法有誤，雖然存在著錯誤，但臨床上卻很好用，所以我稱它為「美麗的錯誤」。怎麼說呢？

　　我們將兩種說法合併如下圖，再將身體兩側合併，就會看到衝脈在胸腹部的涵蓋範圍頗大，包括兩側胃經與腎經，也符合公孫穴是脾經絡胃經的特色。

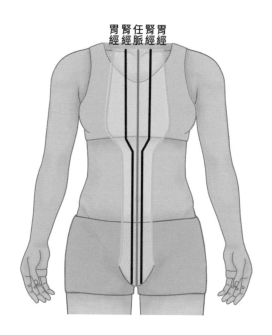

美麗的錯誤～公孫穴主治穴區

曾經治療一位女性病患訴說腹部嚴重腫脹，檢查發現腫脹範圍剛好就落在「美麗的錯誤區」，而且腎經與胃經循行路線頗為僵硬，過去需選用胃腎兩經穴位，現在只需選用公孫穴，下針之後腹部快速鬆緩。

衝脈這個「美麗的錯誤」，反而擴大公孫穴的應用範圍，臨床上只要發現胃腎合病，或任脈衝脈為病，都可使用公孫穴。您看，這個錯誤是不是很美麗呢？

✴ 解密：人體除了喝酒會醉之外，進食後，竟然也會出現類似酒醉的「食醉」現象

早期讀中醫書，看到「食醉」一詞，還以為印錯了，因為曾看過「酒醉」，但沒聽過「食醉」。仔細看後面的說明，原來是指脾胃氣虛的人，當食物進入中焦脾胃之後，由於脾胃的消化與運化功能不良，導致清氣不升，濁氣不降，以致進食後，肢體無力，頭部昏沉而想睡。

依據現代醫學的說法，是因為進食後大量血液進入消化系統，致使頭部血液供應不足，出現短暫的缺氧，才會頭暈想睡。

有趣的是，中醫竟然使用「醉」這個字來形容頭部的昏沉感和無力的嗜睡感，就好像酒醉之後的身體反應，真的非常傳神。

臨床上，也常聽到病人說吃飽飯後四肢無力、昏昏欲睡的情形，連我們自己也有這種現象。依據現代醫學的說法，飯後稍微想睡是正常的，但如果出現明顯疲倦感與昏沉感的「食醉」，就要小心了。為什麼呢？

　　從中醫理論來看，「食醉」除了起因於脾胃氣虛之外，還包括吃飯速度過快、所吃的食物較難消化，還有飲食過量等不良習慣所致。脾胃氣虛屬於內在因素，飲食習慣則屬外在因素。

　　當我們吃下食物之後，脾胃就開始繁重的消化與運化工作。對於一個本來脾胃就虛弱的人，脾胃之氣一旦被拿去消化食物，身體其他部位的氣機就會不足，當然容易出現疲乏困倦的情況，這就像平日收入不豐的人，到了月底繳房租時，都會有一種口袋被掏空的感覺。

　　另一方面，即使脾胃功能正常的人，若以飛快的速度將食物塞入肚中，脾胃的工作量驟增，氣機耗損量大，無法及時消化食物而停滯在脾胃，中焦氣機升降失調，也會出現腹脹、身重、頭昏嗜睡的情況。

　　所以無論是脾胃氣虛的內在因素或是飲食習慣的外在因素，都會導致中焦氣機升降失常，出現清氣不足的四肢無力，以及濁氣不降，致使頭部這個清竅失於濡養而昏沉嗜睡，很像喝醉酒的

「食醉」現象。

　　「食醉」現象如果偶而出現，還好！如果頻頻出現，就要了解是來自內在或是外在因素，加以改善。若不趕緊改善，反覆發作，未來很可能出現後面所述的「食填太陰」急症。

 ## 中醫師不傳之祕：可怕的「食填太陰」！

　　中醫有一個病名「食填太陰」，最初看到這個名詞，也跟「食醉」一樣，因為很生動馬上記住了。臨床後真的遇到此證，病情有輕有重，但對病人來說，都是很痛苦的經驗。

　　為何會出現「食填太陰」？簡單的說，算是「食醉」病情的升級版。

　　脾胃位於人體的中焦部位，為氣機上下通行的要道。如果飲食不節，消化不良，食物填塞於中焦，就會阻滯胸腹氣機而出現痞悶脹痛；脾胃主四肢，陽氣阻於胸腹，不能敷布於四肢而手足逆冷，甚則氣機難達下焦，下焦隔絕而尺脈全無。病情看起來是不是有點像「食醉」的加強版，實則更為恐怖！

　　臨床上遇過的案例，輕者胸腹痞悶脹痛，頻頻搥胸也無法緩解，呼吸不利，飲食難下，二便難出，濁陰盤踞於上，頭暈欲吐，心情煩躁。重者甚至當場昏厥。

曾有一位老婦人，太晚用膳過度飢餓，食物上桌後吃得太急，加上吃進不易消化的食物，才吃幾口，突然告訴身旁的家人：眼睛模糊、頭昏、想吐……接著眼神渙散，馬上癱軟暈倒、四肢冰冷。家人當場嚇壞了，緊急叫救護車送急診，途中甚至還小便失禁。入院後病人意識漸漸恢復，各項西醫檢查均無異常，可是全身虛弱、頭暈、胸悶，後來轉到中醫科，經治療後頭暈改善，再經二三天後才恢復元氣。

　　臨床上的體會是：食填太陰者過去都有傷食史，亦即因飲食習慣不良而傷及消化機能。通常以飲食不節為前提，例如飲食過於寒涼或油膩，加上吃太快又過量，導致食物難消化，積滯在脾胃，脾失運化，致使氣機上下痞隔不通而見諸證。

　　治療方面：當以消食化積，疏通中焦氣機為主。

　　中藥藥方：一般性食積可用半夏天麻白朮湯為主，過食寒涼可用吳茱萸湯為主，飲食厚味可用保和丸和溫膽湯為主。

　　針灸部分：太白穴合豐隆穴（原絡配穴：脾白隆），內關穴和公孫穴（八脈八法交會穴：內關公孫善治胃心胸疾病），甚者再加足三里穴、陷谷穴、合谷穴、曲池穴、神門穴等，以加強療效。食冷者，宜加灸。

　　「食填太陰」重症者，也算臨床急症，務必趕緊救治。

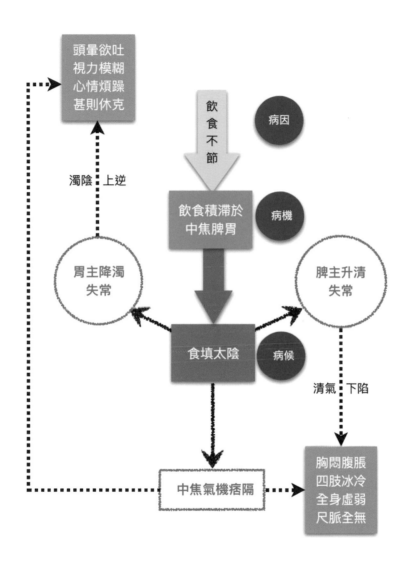

食填太陰的病因病機病候關係圖

四、足太陰之筋（經筋）

脾經經筋——循行特色

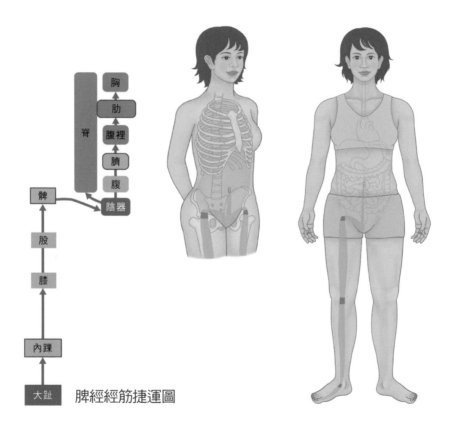

脾經經筋捷運圖

脾經經筋循行圖

捷運圖說明：
部位邊緣加上黑色框者，表示是經筋所結之處。

脾經經筋 《內經》原文	說　明
8. 其內者，著於脊	內行支脈，附著在脊柱上
7. 結於肋，散於胸中	結在肋骨，散佈於胸中
6. 循腹裡	沿著腹部裡面上行
5. 上腹，結於臍	上行至腹部，結聚在肚臍
4. 聚於陰器	結聚在陰器
3. 上循陰股，結於髀	再沿大腿內側上行，結聚在髀部
2. 其直者，結於膝內輔骨	直行支線，向上結聚於膝關節內側下方的脛骨
1. 起於大趾之端內側，上結於內踝	起於足大趾末梢內側，上行結聚在內踝

表格說明：
1. 編號代表經筋循行的方向和順序。
2. 淡藍色區塊代表循行在胸腹部，白色區塊代表循行在四肢。

　　脾經經筋在下肢部循行跟經脈一致，都是走在下肢陰面的前側，從大趾抵達髀。從髀沿著腹股溝連接到陰器，再向上到胸腹部就非常有特色，跟經脈循行不同，功能上卻與經脈互補。

1. 下肢部

　　從足大趾→內踝→膝內輔骨→陰股到髀，與經脈循行一致，都是走在下肢陰面的前側。脾經經筋這段循行，除了保護脾經經脈之外，還有一個特色，就是腎經經筋與之並行，即兩條經筋並肩同行的意思。

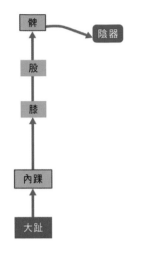
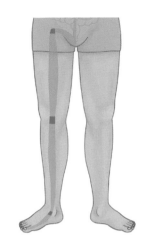

脾經經筋下肢部捷運圖　　　脾經經筋下肢部循行圖

　　脾經經筋與腎經經筋有二個並行部位，分別是從足心到內踝之下，與膝關節內輔骨之下，循陰股，結於陰器：

　　從足心到內踝之下：兩條經筋並行處應該在足弓，約在脾經的公孫穴與腎經的然谷穴之間，我稱這個區域為「公然穴」，是治療脾腎兩經共同疾病的好穴區。

　　從膝關節內輔骨之下，循陰股，結於陰器：兩條經筋並行於膝蓋下方內側，向上到大腿根部，一起結於陰器。

脾經經筋與腎經經筋在下肢部並行，再一起結於陰器，是一件有趣的事。因為在脾經的好緣關係中，脾與腎沒有直接關聯，加上「後天＋先天，脾腎不露白」的特色，兩經都非常低調，唯有透過經筋在下肢部並行，暗通款曲，互送訊息。

　　人體的下肢陰面有三條經筋通過：脾經位於前線，肝經位於中線，腎經位於後線。大腿部位脾腎兩條經筋並行，覆蓋走在中間的肝經，這樣的循行特色，很有可能是為了保護掌管外生殖器功能的肝經，為了保護「命根子」，脾腎兩經手牽手並肩走，將肝經「藏」在下面，避免無謂的損傷。

2. 胸腹部
本經筋從下肢上行結聚於陰器，然後分出內外兩線：

外線：走在腹部及胸部。
　　從陰器上腹，結於肚臍，進入腹部，循著腹部的裡層向上走，結在所有肋骨的內側面，再向上連到胸骨，散布於胸廓之中。

內線：走在脊椎的內側面。
　　從陰器連結脊椎，並附著在脊柱內側面上。

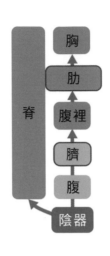

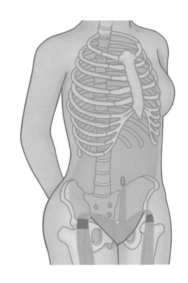

脾經經筋胸腹部捷運圖　　　　脾經經筋胸腹部循行圖

　　理論上，經筋不進入體腔。嚴格來說，脾經經筋循行雖然進入胸腹部，但只分布在胸腹部外層的肌肉與骨骼組織上，並沒有進入體腔深處與臟腑連結。

　　脾經經筋與脾經經脈循行路線之間，存有很特別的關係。在經脈篇中提過，賢慧的慈母線能將布料縫成孩子穿在身上防寒的遊子衣，脾經經筋在胸腹部所形成的空腔組織（簍子結構），就宛如遊子衣。脾經經脈在胸腹部彎曲的路線連結多個臟腑，宛如

慈母線，經脈穿梭在各個臟器之間，連屬和交會重要臟器，形成
聯絡訊息與輸送氣血的通道，並在重要的交會處串連經筋，讓經
筋得以發揮保護經脈之職，如下圖。

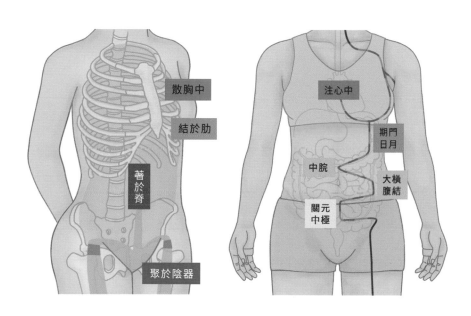

脾經經筋─胸腹部循行圖
脾經經筋主要連結胸腹部的骨性
結構是為人體的「遊子衣」

脾經經脈─胸腹部循行圖
脾經經脈主要連屬和交會重要
臟器是為人體的「慈母線」

經筋分布在體腔外層，包覆在經脈重要的交會部位，給予脾經經脈全面的防護，且連結胸腹部所有的骨性結構，包括前面的胸骨、側面的肋骨與後面的脊椎，形成體腔最直接的保護結構。這個結構有一個支撐點是「著於脊」，連結在脊椎內側面，是簍子結構很重要的固定部位，脾經也藉此與腎經建立了秘密關係。

此外脾經經筋與肺經經筋雖然都分布在胸肋區，但確切部位和功能則有不同：肺經經筋分布在肋骨與肋骨之間，主要功能是幫助呼吸，並保護心肺；脾經經筋分布在胸骨與肋骨內面，主要功能是幫助固定經筋以形成簍子結構，提供升清、固定和緩衝。

人體內都有一個「簍子」的守護結構

猶記開始研究經絡時，讀到脾經經筋，感覺很奇妙。因為多數的經筋系統都宛如貼身保鏢般，如影隨形包覆著經脈，配合經脈的主要循行。

脾經經脈在胸腹部的循行，只有「入腹，屬脾，絡胃」六字，言簡意賅，可是它的經筋在胸腹部的敘述卻非常精采，從陰器上腹，一路到肚臍、腹部和胸肋部，後面還附著在脊椎上，乍看它比經脈循行路線複雜，更是少數進入體腔的經筋。

我試著將《內經》的文字敘述畫成圖（下圖），赫然發現脾經經筋在胸腹的循行建構了十二經筋系統中唯一的立體結構，若將兩側合併，竟然像一個大簍子！不禁讚嘆古人怎麼這麼厲害，發現人體藏著這個大秘密！

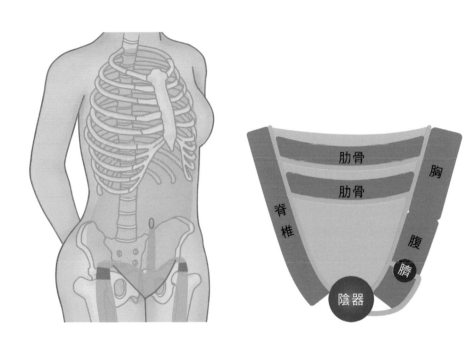

脾經經筋在胸腹部位的立體結構

再仔細一想，脾的母性特質與女性生殖系統密切相關，脾經這個經筋所形成的簍子，除了提供脾臟特有的結構基礎之外，如同古早時代母親用來承載保護孩子的簍子，這些特質都深深影響女性一生。

脾經經筋結構特色

脾經經筋在胸腹部的循行，以陰器為起始點，分為前、中、後三條路線：

- **前線：** 沿著腹部表層結在肚臍，接著進入腹部，順著腹部的內面上行，結在肋骨的內側面，再向上散布到胸骨及胸中。
- **中線：** 腹部及肋骨的經筋順著體腔，分別向後延伸，附著在脊椎內側面。
- **後線：** 從陰器轉向身體後面，向上沿著尾骨、薦椎、腰椎到胸椎的內側面。

只要將前中後三條路線連結起來，就會發現 V 形橘線其實不是線，而是一個圓錐形的立體結構，類似早期民間生活常用的「簍子」。

早期的簍子是採用取材方便的竹子編織而成。細竹條輕巧有

彈性，可以形成緩衝，避免簍子內的物品磨損或破碎。為了固定簍子的形狀，會在簍子上端和下端採用較粗的竹片圍成圓形，讓位於簍子中間的細竹條可以附著其上，成為堅固的結構，不但維持簍子的形狀，不會輕易變形或散開，簍子裡的物品也不會被擠壓而摔落出來。

有趣的是，脾經在胸腹部的經筋竟然也採用一樣的概念，架構出一個上寬下窄的簍子。

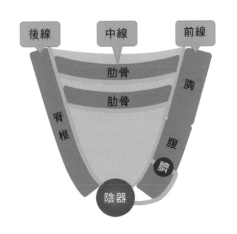

脾經經筋在胸腹部
分為前中後三條路線

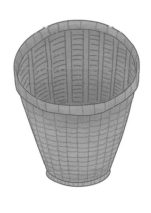

民間常用的竹簍

脾經經筋的前中後三線，形成了人體簍子的邊緣，圖中藍色區塊就是脾經經筋所圍成的上寬下窄的中空結構，體腔內的所有組織器官都位在其中。它以陰器為底端，前線沿著腹部及胸肋的內側面分布，後線沿著脊椎內側面分布，前線與後線之間的中線就由肋骨上的經筋連結。

　　人體胸腹部的骨性結構包括：下腹部的骨盆、胸部的肋骨和胸骨、後面的脊椎。如下圖。

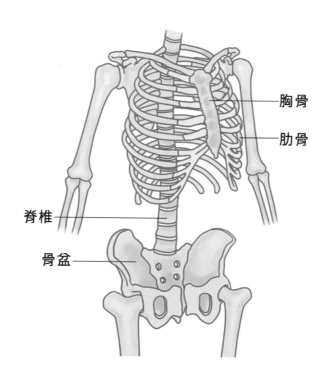

這四個骨性結構就像簍子上下兩端的粗壯竹片，讓脾經經筋得以附著並固定在體內。脾經經筋的簍子結構，簡述如下：

上方：敞開的型態。

下方：恥骨（陰器）為中心，向前到肚臍，向後到脊椎。

前面：腹部、胸部及肋骨的內側面。

後面：脊椎內側面。

脾經經筋以上、下、前、後四個特殊方位，形成了簍子狀結構，功用與一般簍子相同，都是用來承裝及保護物品，只是保護的物品內容不同而已。

為何要一直強調，脾經經筋循行到這些結構的內側面？

多數經筋只分布在人體表面的肌肉層，如胃經經筋包覆腹部及胸部的外層，並沒有進入體內，脾經經筋則進入體內，分布在胸腹腔的內側面。

人體胸腹部正面最強的兩組經筋就是胃與脾，因分布位置不同，功能也不同。

胃經走在胸腹部的外側（表層），像棒球的捕手裝一樣，直接從體外保護位於腹部及胸部的器官；脾經走在胸腹部的內側（裡層），環繞且結聚在骨面上，就像媽媽以手環抱孩子般的圓形包覆，它所形成的簍子狀中空結構，既能保護體腔中所有組織器官，

更能緩衝撞擊，固定它們的位置。胃經在脅肋向後延伸一條經筋連到脊椎，以保護胃與脾；脾經在骨盆腔及腹部向後延伸出大片的經筋，附著在脊椎的內側，除了保護脾胃之外，更保護骨盆腔內的器官。

由此可見，身為人體後天之本的脾胃，除了提供營養物質、濡養器官之外，也提供具體且強大的保護性結構。

有一次跟朋友分享脾經概念，朋友聽懂後，馬上驚呼說：「這簡直就是個掛耳包嘛！」的確，現在流行的掛耳式咖啡，兩側如翅膀般的夾板，拉開後可直接掛在杯沿上，固定濾紙內的咖啡粉，整個馬克杯的杯體，除了把手和杯底之外，類似本經筋所附著的結構，掛耳包就像脾經經筋，這種型態更能凸顯脾經經筋在胸腹腔前面、中間及後面的固定結構。

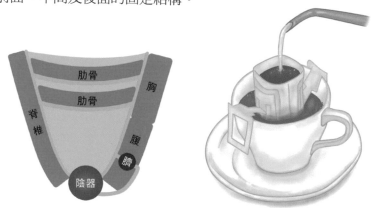

脾經經筋的簍子結構類似咖啡的掛耳包

下圖是脾經經筋循行概念圖，著重在胸腹部循行。

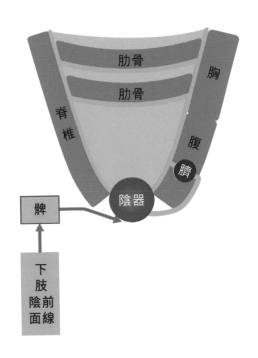

✪ 解密：脾經經筋形成的簍子結構，是人體的懸吊及避震系統！

前面所說的簍子結構及咖啡掛耳包型態，可以看出脾經經筋在胸腹部循行具有兩種特色：固定懸吊結構和緩衝避震功能。

● **固定懸吊結構**：脾經經筋進入腹部內面，附著在恥骨、胸肋骨及脊椎三個骨性結構上，一方面將經筋固定在胸腹及背部的內側面，另方面讓經筋以環狀型態懸吊在胸腹腔裡面。這兩項功能是以下「緩衝避震」功能所必備的結構。

● **緩衝避震功能**：俗語說「要活就要動」，人的身體一直處於活動狀態，體內各個器官、組織，猶如在船舶航行中工作的人員一樣，不僅要在持續晃動中保持平衡，還要正常工作，這就需要非常優良的緩衝系統。有搭船經驗的人都知道，只要身體放鬆，輕輕配合著船身晃動，就可以減輕暈船的狀況。

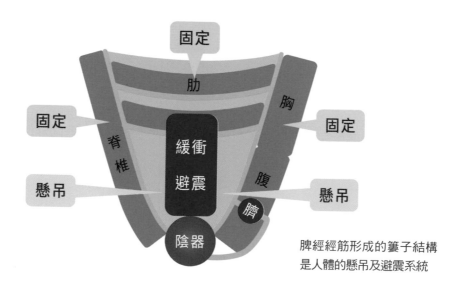

脾經經筋形成的簍子結構
是人體的懸吊及避震系統

也可以借用汽車的「懸吊避震」系統概念來說明脾經經筋的功用。

汽車的懸吊系統，除了支撐車體的重量之外，還能降低行駛時的震動，以及維持車輛行駛的操控性等重任。

脾經經筋的「固定懸吊」結構，支撐胸腹腔內器官組織的重量並固定在它們應有的位置上，當身體晃動、運動，甚至遭遇重大撞擊時，減緩對於內在器官組織的震盪與損傷，這就是「緩衝避震」功能，讓人體得以維持平衡穩定的運作狀態。

✸ 解密：脾經經筋的簍子結構，是人體體腔內重要組織器官的容器！

早期人們使用簍子作為承裝物品的容器，以方便搬運輸送，而脾經經筋的簍子結構，也是承載人體許多重要組織器官的容器。它包覆體腔的內面，體內主要的器官及組織都安置其中，包括五臟六腑，還有其延伸出來的組織，如「陰器」（主要是生殖器官，包括女性的陰道、子宮、卵巢等，男性的陰莖、睪丸等）以及各種組

織，如血管、橫膈膜、腸繫膜等等，都是維持生命的關鍵。

脾臟在五行屬土，土為大地之母，承載萬物，脾經經筋包覆與承載人體重要器官及組織，這項功能恰似《易經》所言「地勢坤，君子以厚德載物」，這也是脾能作為人體主要承載者，萬物所歸的重要依據。

✴ 解密：脾經經筋簍子，對於體內一般器官組織有何貢獻？

人體十二條經筋系統之中，唯獨脾經經筋進入體腔形成大面積、前後左右相連的簍子結構，可想而知它一定身負重任，才會不循常規，自成一格。

脾與肺腎一起管理人體氣血水的生成、循環與代謝，脾也跟肺腎一樣，執行這些能力都需要「氣」的推動，尤其脾位於中焦，是人體氣機上下的道路，脾的氣機「脾氣」的穩定度，尤為重要。我們再回顧一下脾氣所推動的主要功能：

● **運化**：運送精微物質到全身，協助生成血液，且將體內多
　　　　　餘的水濕運出體外。

● **統血**：將血液固攝在血管內避免出血，並管控進出血管的物質。

● **升清**：向上轉輸精微物質，並維持內臟器官位置恆定。

完成這三種功能的助力，都來自於脾經經筋簍子結構。

如前所述，脾經經筋的簍子結構協助脾氣持續運化，且還有著向上升提的力量，可以對抗地心引力，讓全身的組織器官固定在該有的位置，不會輕易下墜或鬆散，這都有助於脾的升清與統血功能。它還能緩衝撞擊力道，讓身體在時時刻刻的晃動中，得以減少損傷，且讓器官組織快速回歸原位，繼續運作，有助於脾的運化功能，不會輕易被阻斷。

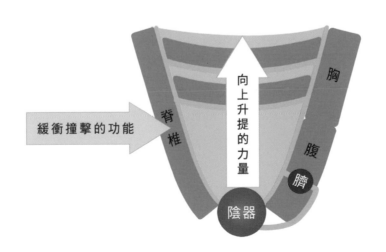

中醫稱脾胃為人體的「後天之本」，脾經經絡系統不僅能生成與輸送氣血，也宛如貼身保鏢般隨時保護身體免於重大傷害，得以維持正常機能，其重要性可見一斑，也難怪脾經經筋享有特權，進入體腔形成立體結構。

正常的脾經經筋能協助脾氣發揮運化、升清和統血三項功能，讓人體組織器官得到氣血滋養之外，還能「安居樂業」，安住在自己的位置上，發揮良能。

介紹到這裡，大家會不會擔心，脾經經筋簍子功能如此強大，會不會「功高震主」，超越脾臟呢？而誰能管控它呢？

請放心。總論中曾介紹過，每條經絡系統都連結一個主要的內臟器官跟四肢軀幹，經絡系統必須服從五臟六腑指揮。就像軍隊一樣，國家必須提供充足的糧餉和軍備，戰士們才能全力衝鋒陷陣。經絡系統也像守護在臟腑外面的部隊一般，需要所屬臟腑提供氣血養分（類似軍餉及軍備）才能順利運作。如果所屬臟腑功能失常，經絡系統也會隨之失常。所以每一個臟腑都管控著所屬的經絡系統。

脾經經筋系統功能雖然強大，但需仰賴脾臟提供的養分來支持。如果脾臟功能正常，經筋的固定、上提等功能就會如常，可

以持續協助脾的運化、升清和統血功能，這就是善的循環。若脾臟功能失常，經筋的固定、上提等功能也會失常，脾的運化、升清和統血功能變差，經筋功能也隨之降低，這就陷入惡的循環。所以要維持脾經篇子功能正常的首要條件就是脾臟功能正常。

由於脾經篇子結構與脾臟互利共生，功能相輔相成，若經筋功能失常，脾臟功能也必然失常，補救之法當從調理脾臟著手，這個概念對於中醫師尤其重要，後面會再詳述。

✸ 解密：女性一定要知道的青春秘訣～脾經是女性的守護神

《內經》有關月經失調的論述是：「二陽之病，發心脾，有不得隱曲，女子不月。」二陽是指同屬陽明的腸胃。由於心主神志，脾主思，心脾有病可以因情緒問題；另一種說法是，脾主化血，心主血脈，心脾有病也可以因氣血生化不足，營養失調。

綜合論之，腸胃為大胃王組合，功能差則營養吸收不足，脾病則養分無法輸送給心，心的氣血不足導致心病，心不能主神志，心火不能助脾土，脾也因思慮過度而情志鬱結，消化功能異常加上情緒失調，致使大小便不利，女子月經閉而不來。

脾主運化，卻與女性的婦科問題有關聯，可見飲食及情緒對

於女性的影響很大。《內經》同時也指出心脾胃與婦科的關聯性：女性的經血屬於血分，心脾胃都與血分有關，胃主受納腐熟水穀，提供製作氣血的材料，脾主運化，是血液的來源，心主血脈，是血液的展現，一旦心脾胃生病，氣血的生產化源不足，衝、任兩條經脈失於濡養，就會讓人形體消瘦，月經量逐漸減少，嚴重者，無血可出就變成閉經了。

現代女性常以減少飲食做為減肥的手段，殊不知月經之血來自脾胃與心，如果飲食嚴重錯亂，脾胃心功能跟著失調，不僅月經不來，甚至還會出現厭食症而死亡。

了解脾與女性的關係之後，接下來介紹女性的生理特色。女性的生殖特色與男性大不相同，女性四大生理特質分別為經、帶、胎、產。

【經】：代表月經。

【帶】：代表帶下，指陰部分泌物。

【胎】：代表受孕及懷胎。

【產】：代表生產過程及產後的照護。

女性這四項功能都在脾經經筋的簍子裡運作，因為脾經經筋結在陰器，前後包覆骨盆腔，女性的生殖器包括陰道、子宮及卵

巢都在其中，其功能當然深受脾經經筋影響，所以脾臟對於女性一生的影響至為巨大。加上脾主生血統血，又能祛濕，「血」與「濕」都跟女性密切相關。

月經週期及血量質地等都與氣血有關，不正常的帶下與濕有關，胎產的過程與脾經經筋更為密切。

脾經經筋所形成的簍子，與胚胎在母體內成長的型態很相似（如下圖），脾經經筋的簍子也像懸吊起來的搖籃，給予胚胎安全的生長環境，緩衝外來的衝擊；而且向上提升的力量也能避免滑胎流產。

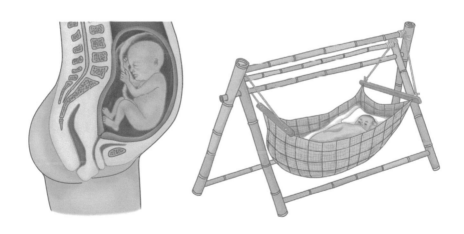

脾經經筋所形成的簍子與　　　脾經經筋的簍子
胚胎在母體內的環境相似　　　也像懸吊的搖籃

當胎兒足月將要臨盆時，脾經篡子會向下滑墜，脾經經筋附著在腰椎的地方，會有強烈的酸楚沉重感，好像快要折斷一樣，許多準媽媽都有這類經驗。接下來脾經篡子開始收縮（現代稱子宮收縮），將胎兒推至陰道分娩而出。

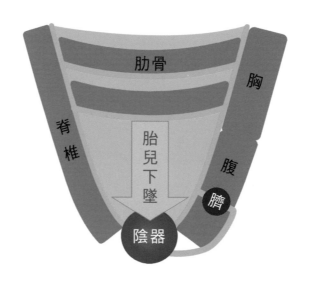

脾經篡子結構對照胎兒分娩過程

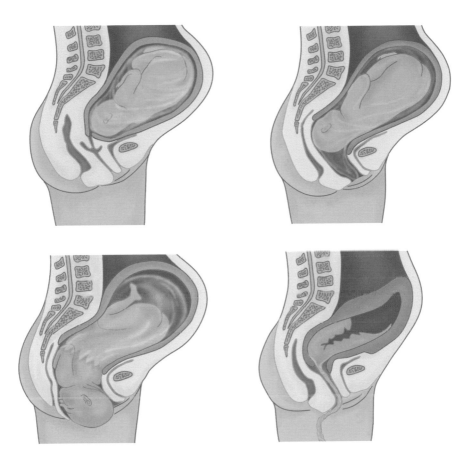

胎兒分娩過程圖

胎兒即將娩出時，脾經經筋會逐漸向下滑墜

✪ 解密：男性也需要脾經的力量！

看到這裡，男性讀者會不會感到失落，感覺脾經似乎特別偏愛女性？其實不會。就像胃經強壯且多慾望，但不會因為偏於陽剛的特質，女性就不需要健康的胃經吧！

天地有陰陽，人體也包含陰與陽，每個人身體裡面都同時具有陽性與陰性特質，《內經》說「陰平陽祕，精神乃治；陰陽離決，精氣乃絕。」體內的陰陽平衡，身心才會健康。如果只有陰而沒有陽，或只有陽沒有陰，就屬於危重症階段了。所以男性的脾經當然也很重要！脾的陰性特質可平衡身體的陽性特質，加上脾胃共同為後天之本，脾臟許多功能，如運化、升清和統血等，也是男性所需的。

例如男性在外奮鬥事業，必須精氣神十足，如果壓力大、思慮過度、飲食不正常等，導致脾氣虛，甚至中氣下陷，整個人就會像永遠充不飽的電池，稍微工作一小段時間就沒電了，疲勞無神無力承擔上司交辦的事務，嚴重的話甚至還會頭暈，說話中氣不足，要如何去開發客戶？陪女朋友逛街一路喘吁吁；吃點東西就胃脹氣；喝點冷飲就會腹瀉；疲累就大便出血、腰痠背痛；下

午還腳水腫，晚上超頻尿；性生活無心也無力……夠慘了吧！這都是脾經的簍子出了問題，所以男性同胞，還是要跟女性一樣好好愛護你的脾經。

✸ 解密：中醫師常說脾經的三陰交穴為婦科重要穴位，但懷孕婦女不能按揉。為什麼呢？

　　脾經的三陰交穴善於調理女性生殖系統中血液的問題，它可以補血、活血，還能促進分娩，若是過早刺激孕婦的三陰交穴，促進血流，提早宮縮，會有流產的風險，因此中醫師才會特別提醒不要輕易去按揉此穴。

　　三陰交穴位於小腿內側，足內踝尖上三寸，約為食指到小指合併的高度，脛骨內側緣後方凹陷處。

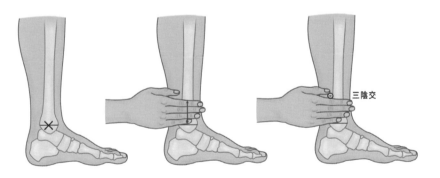

三陰交穴取穴法

✪ 解密：凡是脾經所過之處，都要保護它

脾經像媽媽一樣守護我們，我們也要記得守護脾經，關於脾經的保養，大家只要記得一個原則：包覆它！

● **保護小腿部的三陰交，對於女性朋友尤其重要。**

許多婦科問題，都來自風寒邪氣客於胞中（就是子宮）。而風寒進入胞中的主要管道就是小腿的三陰交穴。建議盡量穿著長褲，而且是褲管能蓋過三陰交的長度。如果必須穿裙子，也盡量穿上襪子蓋過三陰交。

● **保護下腹的肚臍及腰部的命門穴。**

脾經經筋的遊子衣，其實很像女性的連身衣，如馬甲，或小嬰兒的包屁衣。

有一段時間年輕人流行穿低腰褲和垮褲，女生露出白嫩嫩的肚臍，男生露出粗壯壯的腰部，看在中醫師眼裡，很為這些年輕人未來的健康憂心。

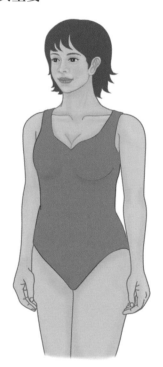

脾經經筋的遊子衣
很像女性的連身衣

因為在腹部及腰部坦露出來的部位有兩個重要穴位；腹部肚臍為「神闕穴」，腰部為「命門穴」，位於第二腰椎下方（中醫稱為十四椎。對於脊椎數的算法，中醫是從胸椎一路累積算到薦椎。扣除胸椎十二椎，十四椎即第二及第三腰椎之間），這兩個位置剛好前後相對應。光看名字中有「神」和「命」，就應知道是重要穴位，兩穴對生殖泌尿系統和腸胃系統有重大影響，應該避免曝露在外。若長期受寒，讓寒氣由肚臍及腰部侵入體內，不僅傷脾，更會傷了元氣，百病叢生，狀況比三陰交受寒嚴重許多。建議天冷時，把衛生衣紮進褲頭，或穿著高腰褲，別讓冷風有機會趁縫而入。

✿ 解密：從肚臍到命門穴這一圈是養生保健圈

既然說到肚臍及命門穴，就跟大家進一步介紹中醫養生觀點。

周左宇老師上課時講過一個案例：將熱飯加上胡椒，揉成一小團，填在肚臍中，是治療急性腹部脹氣疼痛的秘方，立刻見效。（這個方法治療寒性腹痛應該也很有效）

中醫非常重視肚臍神闕穴和命門穴，除了穴名有特色外，穴位位置也是關鍵。

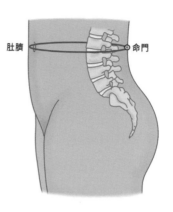

從肚臍神闕穴到命門穴
所連成的養生保健圈

肚臍與腹壁直接相連，是胎兒在胚胎發育過程中，從母體獲取營養的通道。肚臍屬於任脈，內聯十二經脈、五臟六腑、四肢百骸，被歷代醫家視為治病保健要穴，才有「神闕穴」之稱。這裡的肌肉少而薄，藥物易於通過臍部，進入細胞間質迅速佈於血液中，所以中醫師常在肚臍做灸療，防治百病，養生保健。

「命門穴」位在腰椎上，屬於督脈，但與腎關係更密切。腎為先天之本，藏有人體生命的元陰與元陽，腎經貫穿脊椎，連結命門穴，因此命門穴兼具有腎的特性，包括為五臟六腑之本，十二經脈之根，呼吸之源，能固本培元，也是中醫很重要的保健穴。

屬於任脈的神闕穴與屬於督脈的命門穴，兩穴前後相對，若將之連結成一圈，就成為「保健養生圈」。早年婆婆媽媽們照顧嬰幼兒時，都會在腹部前後圍上一圈毯子，將小朋友包裹起來，或者穿比較長的上衣，紮進內褲裡，避免受寒而出現腹痛、腹瀉、抽筋、夜哭等。這一圈保護毯同時包裹了神闕穴與命門穴，當然可以防寒。

基於中醫理論，這個保健方式不限於嬰幼兒，我也經常如此穿著，老人家的智慧真的很棒！

 中醫師不傳之祕：為什麼中醫師常用黃耆這類補益脾氣，升舉陽氣的中藥來治療胃下垂、眼瞼下垂等症狀？

中醫將脾臟正常的運化精微功能稱為「健運」。《易經》的乾卦為「天行健，君子以自強不息」，「健」是指持續運轉不息的力量，「健運」就是持續運轉的運化功能。由於人體時時刻刻都在活動、變化中，這些生理性活動需要源源不絕的氣血支援，脾的健運能力就是幕後重要的推手！

只要脾功能正常，脾經經筋就可上提與固定人體結構，組織結構正常，脾臟就能持續發揮運化精微物質，向上輸送，供給全身之責，這就是脾的「升清」功能。

若脾功能失常，脾氣嚴重不足，導致脾經經筋無力上提與固定人體結構，器官組織難以托住，就會出現下垂現象，例如胃下垂、子宮下垂、眼瞼下垂等。這些情況也會加重脾臟工作負擔，導致中焦氣機無法上升，反而下陷，中醫稱為「中氣下陷」，出

現胸悶氣短、容易疲倦頭暈、飲食難消化、腹部脹滿、容易腹瀉等症狀。此時可以選用能補益脾氣、加強脾臟健運升清功能的方法治療，如服用黃耆、升麻、葛根這類能補益脾氣、升舉陽氣的中藥，或針刺脾經的太白穴，還可刺激人體最高的穴——位頭頂的百會穴等。

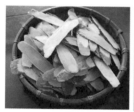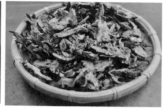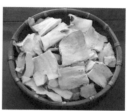

黃耆　　　　　　　　升麻　　　　　　　　葛根

 ### 中醫師不傳之祕：為什麼中醫師會用黃耆這類中藥，治療月經經量過多症狀？

造成月經經血過多有幾種原因，若是嚴重氣虛所引起的出血，就跟脾臟統血功能失常有關了。

脾臟的統血功能跟前面所說的運化、升清是同樣的概念。血液必須在血管內才能周流全身，而約束血液在血管內活動的功能就是「統血」，這能力也來自於脾的運化升清功能，持續運轉與

升提的力量，才能讓血管保持彈性且有約束力。

　　若脾氣虛不能「統血」，會讓血液排出量增多，如女性月經出血量過多等；甚則血液溢出血管之外，造成不正常的出血，如皮膚的紫癜、流鼻血等；若溢出的血液停滯在局部，就會形成「瘀血」而百病叢生。

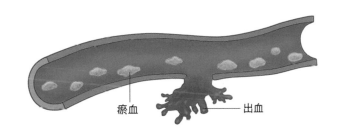

瘀血　　　　　出血

脾氣不能統血就會出血或瘀血

　　治療脾虛的出血當然要從補益脾氣著手，黃耆就是最佳選擇。

　　讀者會不會覺得奇怪：黃耆不是補益脾氣的藥嗎，怎麼胃下垂跟月經血量過多這兩種完全不同的疾病，卻使用同樣的藥物來治療？

　　中醫有一個很特別的治病原則叫「異病同治」，因為中醫治病著重在治療病因，而同一種病因會出現不同的症狀，例如胃下

垂與月經血量過多的病因都是脾氣虛，一個是無力升清導致器官下墜，一個是無力統血導致血液排出過多，既是同一個病因，當然可採同樣的藥物治療。

綜合上述可以了解，其實脾的健運升清力量，不僅在於運化精微物質而已，更是一股讓身體可以持續行於正道，發揮良能，避免下流的力量，如同人要力爭上游，不要自甘墮落的概念一般。

 中醫師不傳之祕：腳水腫，中醫師也用黃耆
這類中藥來治療？

為什麼腳水腫也可以用黃耆？

聰明的讀者或許已經知道，「這一定是因為脾氣虛引起的，所以才會用補脾氣的藥來治療。」

確實沒錯！

人生活在天地之間，一方面承受大自然變化所產生的風、寒、暑、濕、燥、火等各種氣的侵襲，一方面吃進身體的食物經過胃及消化道的吸收之後，會產生一些殘渣和水濕之氣。無論來自外在環境的溼氣或體內的溼氣，主要都是由脾處理。

因脾臟屬土，五行關係中，土能制水。就像颱風季節，大家會用沙包堵在門口防止水淹入屋內，這就是土能制水的最佳應用。

脾的運化功能不僅運化人體需要的精微物質，也能將體內多餘無用的水濕運出體外，中醫稱此項功能為「祛濕」。

若脾氣虛，無法將水濕運出體外，就會停留在體內。由於地心引力作用及脾經通過下肢內側面，這些水濕容易停滯在人體下半身的小腿內側，而出現水腫的狀況。有些辛苦的上班族從下午開始，腳會慢慢變得沉重，腫大，甚至穿不下鞋子，若判斷是因脾氣虛引起，都可服用黃耆這類藥物治療，亦是應用「異病同治」的原則。

脾經有一個常用來祛濕的穴位「陰陵泉」，在小腿的內側，接近膝蓋的下方脛骨內側的凹陷中，就是經筋循行「膝內輔骨」的位置。許多人這個穴位都很腫，壓下去頗痛，這就表示體內有水濕停留，可常常按揉，有助體內除濕。

如何補益脾氣？

中醫歷代以來就有許多有效藥方，例如：黃耆、黨參，或補中益氣湯等，但都是針對脾氣虛弱的處方。

胃與脾既是夫妻檔，也是好搭檔，胃偏

陰陵泉

陽剛，脾偏陰柔。兩者功能互補，但內外工作部位有時會對調，如：

在消化吸收水穀營養的功能上，胃主內，偏靜態，受納腐熟水穀，在廚房裡直接烹煮食物；脾主外，偏動態，運化升清，負責將胃吸收的精微運送給肺。

在人體胸腹的保護功能方面，胃經筋主外，分布在胸腹部外面（下圖深藍色塊），提供盾牌形的保護，還斜向背部以保護胃與脾；脾經筋主內，分布在胸腹部內面（下圖淺藍色塊），提供圓桶形的保護。脾胃合看，胃經經筋走胸腹部的外層，可以視為脾的外衛，保護內側的脾經經筋，脾經經筋走胸腹部的內層是胃的賢內助，這應是賢伉儷之間相互關愛的表現吧！

所以，只要有助於胃的穴位與藥物也有助於脾，如足三里穴、黃耆等。經絡方面，脾胃兩經穴位合用，效果加乘數倍，如足三里配三陰交補益氣血，天樞配公孫健脾胃消脹氣等。

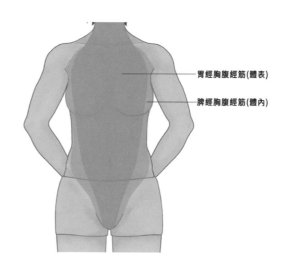

胃經胸腹經筋(體表)

脾經胸腹經筋(體內)

走筆至此，忍不住再跟讀者分享脾與胃另一個特色。

由於脾主升清，脾氣比較輕盈，偏於心靈層次；胃主降濁，胃氣比較厚實，偏於肉體層次。就某方面來說，也符合脾陰、胃陽的特質。所以脾經與女性特別有緣，有助於提升心靈層次；胃經偏於陽剛的男性特質，強壯的胃經會提升肉體的強壯度，讓身體肌肉結實，這是許多男性夢寐以求的身材。若就一個人的身心靈平衡而言，建議脾與胃和諧兼顧，不可偏廢。這個概念可供從事芳香療法或經絡按摩的讀者參考。

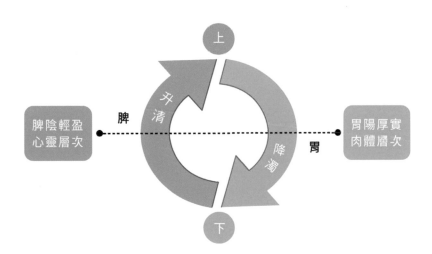

中醫師不傳之祕：如何照顧這個重要又辛苦的簍子呢？

每次跟中醫師們介紹脾經經筋的簍子，大家都很興奮，覺得奇妙又有趣味，但…接著問題就來了！我曾問跟診醫師：「有沒有提升及穩固脾經這個簍子的方法呢？」

當場考倒大家！

我也一直思索，經脈篇中提過，脾經經脈在胸腹部位的彎曲路線為「慈母線」，脾經經筋在胸腹部形成的簍子是「遊子衣」，慈母線提供養分給遊子衣，遊子衣也保護慈母線，相得益彰，**所以照護遊子衣的方法一定要回到慈母線去尋找。**

一次搭長途火車，睡睡醒醒，沿途都在動腦想這個問題。突然一個頗為陌生的穴位浮現腦海：「大包」！

大包穴是脾之大絡，過去講授經絡課時，因為沒有特別思考這條絡脈，所以都是輕輕帶過，知道有它就好。也許時機成熟了，「大包」自己蹦了出來，讓我不得不好好面對！一路推想越來越興奮，卻也感到慚愧，古人早就將奧妙顯現在此大絡中，我卻如此輕忽，真是有愧先賢的苦心。

人體有十五條絡脈，包覆全身

讀者或許疑惑：前面不是才介紹過脾經絡脈公孫穴，怎麼這裡又出現大包這個絡穴？

這就是人體的奧妙處。《內經》說明絡脈與經脈的差別：「經脈十二者，伏行分肉之間，深而不見。……諸脈之浮而常見者，皆絡脈也。……諸絡脈皆不能經大節之間，必行絕道而出入，復合於皮中，其會皆見於外。」絡脈走在人體較表層處，浮現於外，肉眼看得見。

人體有十五條絡脈，包含十二經絡系統的絡脈，加上督脈、任脈以及脾之大絡。

十二經絡系統的絡脈主要交會相表裡經脈，加強彼此聯繫，是經脈間的內部連線，可視為絡脈的小系統。

任督二脈屬於奇經八脈，督脈為陽脈之海，主要分布在人體的背面，任脈為陰脈之海，主要分布在人體的正面，任督二脈統理人體所有的陰經與陽經，其絡脈也依循這樣的分布規律。這種跨越十二經脈的連結系統，屬於絡脈的大系統。

精細的人體看到身體被很厲害的任督二脈絡脈保護得很周全，非常欣慰，正準備高枕無憂時，一抬手，突然感受到腋下到胸脅

處空蕩蕩，赫然發現，絡脈的大系統只包覆人體的正面與背面，
人體的側面竟然沒有絡脈包覆，這可是人體維安的大漏洞！

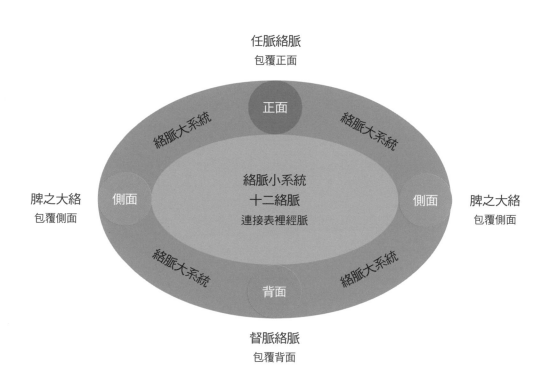

人體十五絡脈概念圖

聰明的人體再次檢視身體，一眼看見強大無比的脾經系統，無論從經絡循行或臟腑功能，都足以承擔包覆人體側面之重責大任。但因脾經已有公孫穴這條絡脈，故另外揀選位於胸脅處的大包穴成立絡脈大系統，且為了與公孫穴絡脈有所區別，特別稱為「脾之大絡」，點出本絡脈「來自於脾經，但功能強大更甚於脾經」的意涵。(詳細內容後文介紹)

提升及穩固脾經簍子的脾之大絡——大包穴

脾經共有 21 個穴位，大包穴是最後一穴。《內經》說：「脾之大絡，名曰大包，出淵液下三寸，布胸脅。實則身盡痛，虛則百節盡皆縱，此脈若羅絡之血者，皆取之脾之大絡脈也。」

我們就依據《內經》內容來認識大包穴：

1. 從穴名分析

「大」可以解釋為範圍大或力量大，「包」是包裹或包容，合起來就是大範圍且強力的包裹包容，您看！這不就是脾臟這位人體之母與經筋的特質嗎？

我們也找到一個名稱及功用都可以跟大包穴比擬的中藥「升麻」，從藥名可知具有「升提」效果，善於引清陽之氣上升，是「升

陽舉陷」的藥，可以治療氣虛下陷導致的久瀉脫肛、崩漏下血等，常跟黃耆配搭，加強升提效果，剛好又呼應前述黃耆的功用。

2. 從所在位置分析

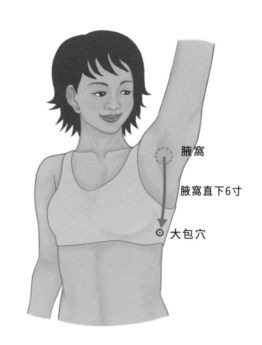

大包穴在淵腋穴下三寸，位在腋窩垂直向下的腋中線上，約當第 6-7 肋間隙。乳頭在 4-5 肋間，所以本穴大概是女性乳房下緣與腋中線的交會處。經常熬夜或過勞的人，這個位置會變得腫腫硬硬，按壓下去感覺不太舒服。

腋窩

腋窩直下6寸

大包穴

依據《內經》原文：「脾之大絡，名曰大包，出淵液下三寸，布胸脅」，大包是脾之大絡，所以它不僅是一個穴位，更代表一個遍布在胸脅處的網絡系統。

原文後面提到：「此脈若羅絡之血者，皆取之脾之大絡脈」，

古代醫家認為脾之大絡的功能是「總統陰陽諸絡，由脾之能灌溉五臟」，本條大絡能包羅所有絡脈的血液，所以可以治療相關病變，這與之前介紹過現代醫學所認知的脾臟功能相似。臨床常看到氣血瘀阻的病人，胸部會出現細小的血絡網，甚至向兩側延伸到脅肋處。

3. 從症狀分析

「實則身盡痛，虛則百節盡皆縱。」中醫認為痛證多因氣血不通，本大絡統理所有的絡脈，一旦脾之大絡氣血阻滯，影響範圍變大，全身都會出現疼痛之症。

只要連結脾經經筋特色，馬上就可以了解，當脾氣虛甚而中氣下陷時，經筋無力升提，體內的臟器下墜，無法正常運作；脾主肌肉，脾氣虛甚，不僅無法生肌長肉，原有的肌肉也會逐漸消瘦，全身關節失去營養的補充與肌肉的固攝力，當然會出現鬆垮無力的情況，常見於重大疾病末期，病人全身的組織器官及四肢百骸嚴重營養不良的危證。《內經》在這裡連用兩個「盡」字，特別強調全面性且強大的影響。

大包的故事還沒結束！我們接續討論二個問題。

4. 人體設立脾之大絡的其他思考

總論中提過，經脈四大系統中，多數都是配合十二經脈，所以有十二經別及十二經筋，唯有絡脈是十五絡。多出來的三絡，分別是任脈、督脈及脾之大絡。這三條絡脈不像其他十二條絡脈發自四肢，而是發自軀幹，任脈發自身體前側，督脈發自身體後側，脾之大絡發自身體側面，共同形成一個「跨經絡」的絡脈大系統。

奇經八脈的任脈總管全身所有的陰經，督脈總管全身所有的陽經，所以為任督二脈特別設置絡脈有其必要性，可以統理全身的陰陽經。

脾之大絡位於身體的側面，剛好可補足任督二絡所未涵蓋之處。但既然要在人體側面加強一絡脈，為什麼不選擇主要分布在身體的側面肝膽經呢？

肝膽好兄弟，能力強，工作也很認真，可惜沒有脾經那個與生俱來的簍子優勢。肝膽經系統形成的是 2D 的面形分布，而脾經經筋卻已進化到 3D 的立體結構，而且還能托住全身器官，維持在固定的位置。勝負此時便自然分曉了！

5. 脾之大絡選擇大包穴的其他思考

俗語說：好戲才壓軸。

脾之大絡選擇大包穴，除了它剛好位於胸脅處的條件外，也與脾經經脈循行由下而上，經筋從陰器開始向上形成簍子的特性有關。

請想像一下，當我們要用雙手提起一個簍子，施力點通常在簍子的兩側，這樣手臂的力量才會均勻。人體很聰明，早就知道這個道理，因此，在身體的兩側處也設置了兩個施力點，那就是位於胸脅處的大包穴。

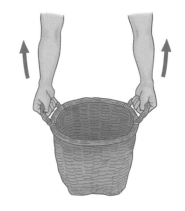

提起簍子的把手類似大包的位置

大包身為脾經 21 穴中的最後一穴，一施力就能順勢將脾經氣血一併向上提升，這是多麼精巧又有效率的人體工學啊！臨床上我們會在病人的大包穴貼灸幫助提升脾氣。一般人平日**可用手掌外側俗稱「手刀」的部位來搓揉大包穴區，行氣活血以自我保健。**

讀到這裡，大家應能了解我感到慚愧的原因吧！謝謝那趟火車漫漫行，就如英諺所云：Better late than never. 雖然理解大包晚了點，總比渾然不知的好。稍感安慰。

小結

脾的四個主要作用：運化，升清，統血生血及祛濕，都與脾經的簍子有關。這條經筋提供向上托起和懸吊緩衝的力量，脾氣才能持續【運化】精微物質及【祛濕】，才能【升清】將精微物質向上輸送，固定器官組織；才能托住血管【統血】，讓血液不會溢出。

脾母為了照顧身體所有器官組織，必須勤奮不懈，時時與地心引力對抗，避免下流，這就是「天行健，自強不息」的展現。

脾經經筋的簍子承擔胸腹腔所有器官組織的重量，且將其穩穩地托住，宛如母親呵護孩子般的溫柔，避免損傷，這就是「地勢坤，厚德載物」的展現。

脾母所兼具的「天行健，自強不息」與「地勢坤，厚德載物」特質，以及給予人們的幸福感，讓我們成為「媽寶」，都必須仰賴經筋的簍子——它的重要性由此可知！

足太陰之筋——病候

脾經經筋病候 《內經》原文	說 明
6. 引膺中、脊內痛	進而牽引胸部及脊椎內側痛
5. 上引臍、兩脅痛	向上牽引臍部及兩脅作痛
4. 陰器紐痛	陰器周圍的筋會扭曲抽搐痛
3. 陰股引髀而痛	大腿內側股牽引至髀部作痛
2. 膝內輔骨痛	膝關節內側下方的脛骨痛
1. 足大指支，內踝痛，轉筋痛	足大趾僵硬，內踝痛，時抽筋而痛

　　脾經經筋病候部位與經筋循行部位完全相符。其症狀是典型
的循行所過部位「不通則痛」所引起的各種抽筋和痛症，比較特
別的是，有些疼痛會沿著經筋牽引至其他部位，如「陰股引髀而
痛」、「陰器紐痛，上引臍兩脅痛，引膺中脊內痛」等，表示疼
痛範圍較大，符合脾經「大包」的特質。

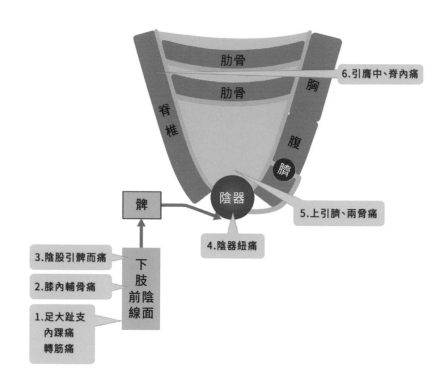

6.引膺中、脊內痛

5.上引臍、兩脅痛

4.陰器紐痛

3.陰股引髀而痛

2.膝內輔骨痛

1.足大趾支
內踝痛
轉筋痛

下肢前陰線面

中醫師不傳之祕：
痛經病人在脾經經筋有明顯的異常結構

　　病候中「陰股引髀而痛，陰器紐痛」，類似女性月經的痛經症狀。從髀到陰器這段路線，就是所謂的鼠蹊或腹股溝，臨床上發現，許多長期且嚴重痛經的病人，這段路線會變得非常寬大腫

硬，亦即鼠蹊部位會從凹溝結構變成山丘結構，連帶同側髂骨和下腹也變腫，用手壓腹部，病人痛到縮肚子甚至會尖叫。許多病人會說，沒想到自己下腹部竟然變得這麼腫這麼痛。這個異常結構如果沒有調整，痛經很難有所改善。

其實腹股溝的腫硬會出現在許多婦科病，甚至骨盆腔的婦癌，可以算是這些疾病的前哨站。女性朋友們平日可按壓腹股溝和下腹部自我檢查，若有不明腫硬或疼痛，務必趕緊就醫。

中醫在處理這個異常結構的首選經絡，當然是脾經，也會配合膽經和胃經。

在衛教方面，出現這類結構的病友，通常坐姿不良很愛翹腳，建議不要再翹腳，可揉按脾經的三陰交、陰陵泉和血海穴，或敲打膽經，都是不錯的自我保健方法。

由於脾經系統涵括消化系統和婦科系統，一些喜歡喝冷飲、吃香喝辣的女性也會出現這類結構。另外有些婦科疾病會與消化疾病混淆，卵巢癌就是一例。

卵巢癌被稱為「女性最沉默的殺手」，早期幾乎沒有相關症狀，一位卵巢癌患者說，身體從來沒有不舒服的情況，去做體檢才赫然發現，感到難以置信的錯愕！確實，半數以上的卵巢癌患

者，初期可能沒有什麼症狀，若有，都是以腸胃症狀為主，如下腹脹痛、噁心嘔吐、食欲不佳等，甚至月經也很正常，所以通常會在腸胃科診治，直到病情持續加重，發現是卵巢癌時通常已經是末期。

以上這類情況，可以到中醫科就診，中醫師可從這些異常症狀和身體結構的變化，及早發現並做診斷治療。

 中醫師不傳之祕：脾經經筋可以調整脊椎

前面提到，身體一旦出現結構異常，要治療由此延伸而出的病症，還需從調整結構下手，這就是俗語「解鈴還須繫鈴人」，病怎麼來，就讓它怎麼去吧！

調整身體結構，一般認為是傷科醫師、推拿師或整脊師的專長。其實，中醫的經絡系統提供另一個調整身體結構的利器。

前面內容強調脾經經筋循行在胸肋骨和脊椎的內側面，加上病候「引膺中、脊內痛」，臨床上也會應用在治療脊椎向前滑脫的情況。許多長期搬運重物的人，如農夫或搬家公司員工，腰椎都會往腹部陷入，腰部會有明顯的凹陷，當年紀大了之後，嚴重的腰背痠痛，久治難癒。

脾經經筋因為走在腰椎的內側，這就是將腰椎向後推回原位的施力點。只要在脾經找出反應區，配合相關經絡，再以精細的針灸手法，可以逐步改善腰椎滑脫的結構，而緩解腰部痠痛。

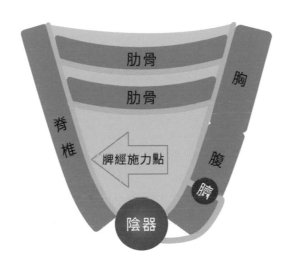

脾經經筋調整脊椎的施力點

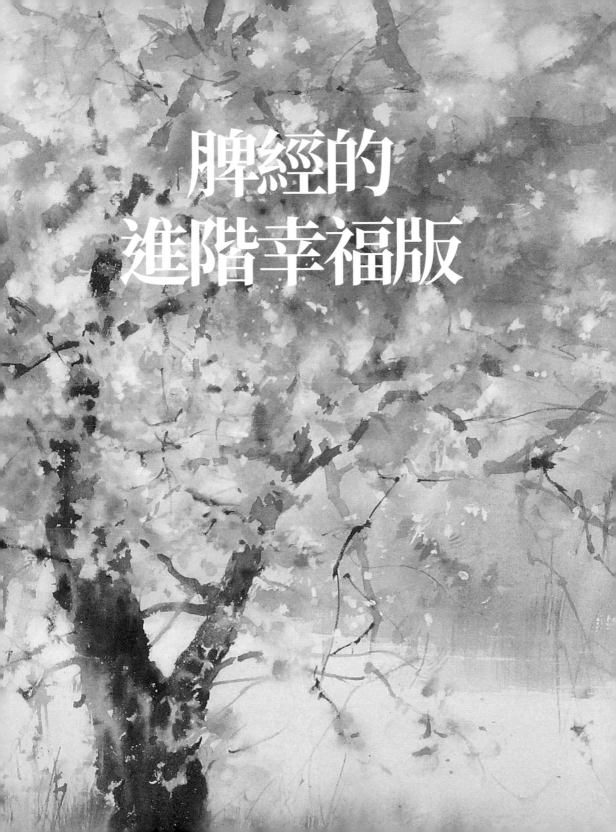

脾經的
進階幸福版

脾經實在太精彩，讓人意猶未盡，所以加入四篇【進階幸福版】以饗讀者，增添閱讀的滿足感！

一、神秘的【帶脈】現身！與脾經共同守護女性的經帶胎產

脾經是女性一生的守護神，對於女性「經、帶、胎、產」四大生理功能有重要影響。除了脾經本身功能外，還需結合奇經八脈系統中的帶脈，才能完功。

什麼是【帶脈】？

帶脈是全身唯一一條橫向經脈，從腰部繞身一周，猶如束帶，約束所有經脈，所以稱為帶脈，英文譯為 Belt Channel。

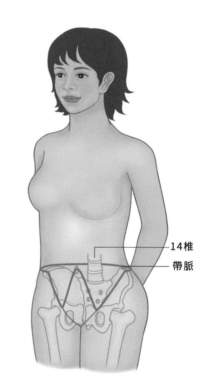

14椎
帶脈

奇經八脈「帶脈」兩側循行圖

帶脈循行有多種講法，在此融合各家說法：

《內經》說「足少陰之正，至膕中，別走太陽而合，上至腎，當十四椎，出屬帶脈。」所以帶脈從腰部的十四椎（即第二及第三腰椎之間）穿出來，經過腰脊部位，借用膽經的帶脈穴、五樞穴和維道穴三穴後，抵達肚臍。兩側合併，呈現英文字母W的型態，在腰腹部環繞身體一圈。

帶脈從十四椎穿出的部位與腎有關

由於腎臟位於後腰部，中醫說「腰為腎之府」，腰部主要由腎管理，十四椎下正是命門穴所在處，當帶脈發生病變，尤其是被寒濕邪氣入侵時，腰部會非常痠痛沉重，古人形容這種沉重感宛如「身帶五千錢」，古時候都是用銅錢，五千錢的重量……可想而知，應該很可怕！

帶脈與女性的帶下功能有關

帶下是指女性陰道內正常的分泌物，如果分泌物的質、量、色澤、味道出現異常，例如量多、黏稠、色黃、味道腥臭等，就稱「帶下病」，俗稱「白帶」，但其實帶下有很多種顏色，白帶

只是統稱而已。古時候還用「帶下醫」來稱呼專門從事婦科的醫師。中醫說「無濕不成帶」，濕氣是帶下病的主要病因，脾主袪濕，帶下病自然就跟脾的除濕力有關。

如果把Ｗ型態的帶脈放到脾經的簍子結構上（見下圖），會發現帶脈位在脾經藍色的簍子結構中，宛如脾經簍子的另一條縫合線，協助脾經向上升提的力量。

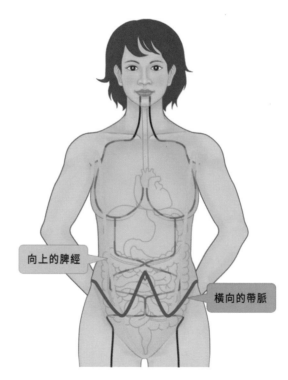

向上的脾經

橫向的帶脈

帶脈與脾經簍子結構圖

由於脾經跟帶脈在腰腹部關係密切，腰腹部正是泌尿生殖系統的重要區域。帶脈功能正常有助於脾的升清，脾能升清就能祛濕，所以要維持帶下的質量色味正常，脾經須與帶脈通力合作。

　　除了帶下之外，女性的經、胎、產三種特質，跟脾經簍子的盛納和降出功能有關，也與帶脈的約束能力有關。

　　女性的生理結構具有孕育胎兒的能力。「子宮」顧名思義就是孩子的宮殿，中醫稱為「胞宮」，通常還包括卵巢和輸卵管等。每個月子宮會為了孕育新生命做準備，一旦懷孕（或稱「妊娠」），胎兒就在準媽媽體內的子宮裡慢慢成長茁壯，歷經 40 週左右，胎兒成熟了，就會從母體分娩而出，開始獨立呼吸。

　　如果當月沒有受孕，子宮為了孕育胎兒而增厚的內膜就會剝落，變成經血由陰道排出體外，就是月經。

　　一般而言，懷孕期間不會有月經，有月經通常表示未懷孕。

　　有趣的是，月經與妊娠看似相反的兩件事，在某些機轉上卻很類似。譬如它們的舞台都在子宮，都有著醞釀期及排出期。月經需等候一個月（所以才稱為月經呀！），確定未懷孕，就從陰道排出經血；妊娠需等候十個月，待孩子成熟，就從陰道分娩而出。

　　無論月經或胎產，在醞釀期間都需安然地在子宮裡等候時機

成熟。這個穩固安定在子宮的力量，主要來自脾的向上升清，以及帶脈從腰腹部橫向的約束力協助。

如果帶脈無力，脾就得自己承擔這麼大的工作量。萬一脾氣也不足，就會出現月經提早來，經血滴滴答答不停，或出現大量出血的崩漏現象；孕婦容易出現胎動不安，時時欲滑胎的情形，此時必須趕緊安胎，否則就會流產。

到了排出期，脾經的簍子下口就會鬆開，帶脈也會配合鬆綁，讓經血或嬰兒得以從子宮下降至陰道而滑出體外。帶脈的鬆綁需與脾經簍子下口鬆開步調一致，而且必須和緩地配合身體的狀況。如果兩經無力而太快鬆開，在月經期間會導致經血巨量且無限制的流出，在分娩過程造成大量出血，中醫稱為「血崩」，嚴重者會導致休克或致命。

綜合上述，橫向的帶脈與縱向的脾經，合作無間，共同維持女性經帶胎產功能正常。

脾經簍子也有下降的力量

之前的篇章中，一直強調脾主升清的力量。看完這個段落，大家會發現，脾經的簍子還有下降的力量。沒錯！脾經絡穴公孫穴通衝脈，就是非常擅於降逆氣的穴位。

脾經的簍子結構是個上寬下窄，上下皆有出口的結構，類似民間的竹編魚簍，而且它也使用類似帶脈的繩子來固定，與人體的帶脈有異曲同工之妙。

人體的氣機本就有升有降，這裡提到的下降，是特別針對簍子下口的約束機能而言。當簍子下口被束住，不該排出的便不會排出；當簍子下口被鬆開，該要排出的就能排出，而且排出者也不一定都是濁者，例如經血與嬰兒。

曾有聰明的年輕醫師，聽到這裡馬上舉一反三，詢問：是誰負責調控脾經簍子下口的鬆緊狀態？

從現代醫學來說是激素的作用，但就中醫來說，是肝、脾、腎三經，加上皆起於胞宮（內生殖系統）的奇經八脈中之任、衝、督三脈，古人稱它們為「一源三歧」，都有所參與，其中最關鍵的調控者是肝臟與腎臟，脾臟在這份工作中，比較屬於配合者。

脾經絡穴公孫穴通衝脈，衝脈又稱為「血海」及「十二經脈之海」，與女性生理也緊密相關，絡脈篇已介紹，在此就不多論。

帶脈與中年發福的體型有關

既然說到帶脈，就跟大家解說中年以後常見的身材發福，型態有二：西洋梨型和蘋果型。（見下頁圖）

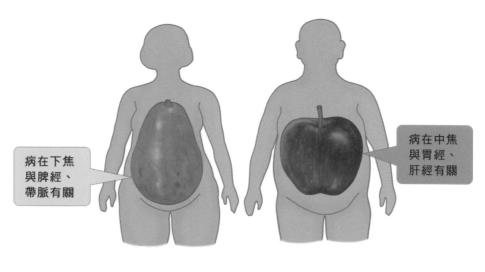

病在下焦
與脾經、
帶脈有關

病在中焦
與胃經、
肝經有關

西洋梨型肥胖　　　蘋果型肥胖

「西洋梨型肥胖」屬於皮下脂肪型肥胖，也稱為「外周性肥胖」，多見於女性，俗稱「小腹人」。因為女性脂肪容易囤積在胸部、臀部、大腿，表現出臀部肥大，又稱為「臀型肥胖」。

從中醫角度來看，西洋梨型肥胖屬於「痰濕蓄於下焦」，與脾經簍子向上升提和帶脈橫向約束無力有關，所以容易出現月經異常和下肢關節酸痛等疾病。

「蘋果型肥胖」屬於內臟脂肪型肥胖，也稱為「向心性肥胖」，多見於男性，俗稱「大肚腩」，在胃經篇中曾提過。因為男性脂

肪容易堆積在腹部的內臟器官，特別是腸道、胰腺、肝臟、腎臟等，表現出肚子腫大，俗稱「啤酒肚」，又稱為「腹型肥胖」。

從中醫角度來看，蘋果型肥胖屬於「痰濕阻於中焦」，與胃經和肝經代謝能力差有關。痰濕阻滯會嚴重影響腹部內許多重要器官與經絡機能，現代醫學研究證明此類肥胖有更高的風險罹患高血壓和高膽固醇，會增加心臟病、糖尿病和中風的機率。台語也有「膨肚短命」的說法。

這兩種肥胖，以通俗的語言來說，女性的變形重點在於腰部以下，由水蛇腰變成水桶腰；男性的變形重點在於腹部，由六塊肌變成啤酒肚。對於中醫師而言，只要知道是哪一型肥胖，就可從相關的經絡臟腑著手治療。

二、脾經慈母線和遊子衣組合成的簀子結構，不侷限在胸腹部

一位中年女病友，長年上牙齦和下牙齦莫名的咬合異常緊繃。發病時，不僅牙關難以張開，甚至出現上牙與下牙之間左右摩擦，非常痛苦。平日面部肌肉也很緊硬，病人特別指出被緊繃的牙齦

所牽引的緊硬部位，是從承漿到雙側大迎，再到下關，最後進入耳內（如左圖）。乍聽是位在胃經腮幫 U 形線上，仔細一看，竟類似本經簍子結構的邊線（如右圖的橘線）。

臨床上，我們就以簍子概念施治，她面部的緊繃感也難得的隨之舒緩。

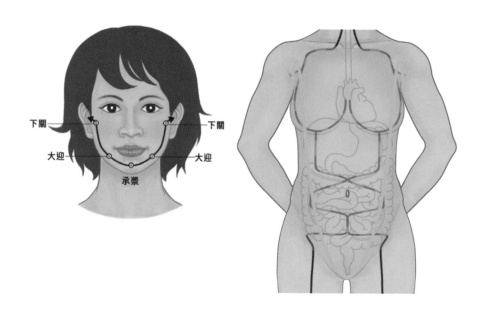

脾經簍子結構如果自我侷限在胸腹部，卻想要提升人體前後上下左右的器官與組織，應該會鞭長莫及吧！

我想脾經的簍子結構既有實質的形體，也是一個氣場，所以

會存在人體許多部位，才能「就近」發揮人體的升清功能，例如眼瞼的上提，如果升提力量不足，就容易出現眼瞼下垂的現象。隨著年紀增長，面部肌肉和乳房肌肉的下墜「走山」現象，都與脾經升清功能退化有關，平日保健或治療時可運用脾經加以改善。

帶脈只有腰部的那一條嗎？
是否也像簍子概念一樣可以延伸？

早年教授經絡課時，即思考：帶脈身為人體唯一的橫向經脈，它只有腰部那一條嗎？這樣擁有足夠的力量來橫向約束諸經嗎？

假設人體十二經脈是 12 根筷子，帶脈像是將這些筷子形成筷子團綁在一起的橡皮筋，如下方示意圖。

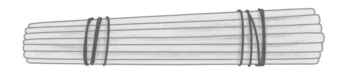

如果，只用一根橡皮筋是否足以將所有筷子束起來？經驗中至少要用兩條橡皮筋吧！分別綁在筷子團的上端和下端，如果中間再增加一條橡皮筋，應該會更牢固。

　　另外還有尺寸的考量。筷子的夾菜端通常比較細，用來約束的橡皮筋可以小條些，或可多繞幾圈；而筷子的手握端通常比較粗，橡皮筋就須粗一點，才綁得住。

　　我們再以城市的商店來說明。人體的腹部及腰部是所有經脈都會通過的部位，腰腹部區包含的經脈數最多，就像都會區一樣，人口眾多，客戶也多，所以帶脈這家商店的旗艦店就座落於此，人體其餘部位所通過的經脈較少，類似衛星城市，帶脈商店在此設立小型的分店就足以應付了。但無論是旗艦店或分店，所提供的服務內容大致相同，差別只在規模大小而已。

　　從上述的生活經驗可知，單單使用一條圓形的帶脈，去約束縱行於全身的十二條經脈，恐怕力有未逮，個人認為帶脈的概念宛如橡皮筋和分店一樣，可分化出許多支脈，分布在人體諸多部位，群策群力，一起來約束諸脈。

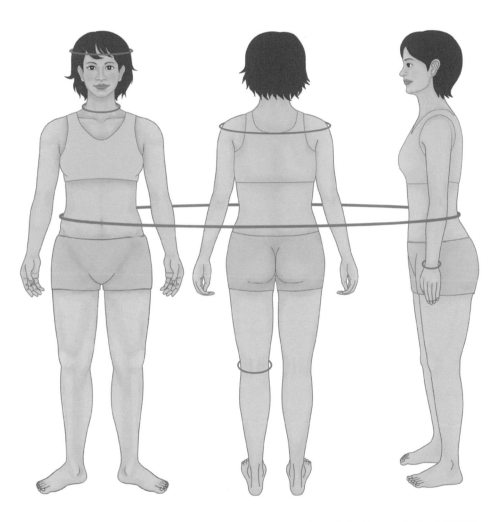

帶脈（紫色圓圈）分化出許多支脈，分布人體諸多部位，一起約束諸脈

前面介紹過的魚簍，在眾多縱向的竹條之間，會加上幾條橫行的圓形束帶以固定結構，這也是帶脈的概念。

所以，臨床上我們使用帶脈「圓形」環繞人體的概念來治療「圓形」的病症：例如傷風族群頭部環繞一圈的頭痛，老師族群喉嚨及頸部一圈會有緊繃感，失眠族群圍繞肩膀一圈的痠痛，電腦族群腕關節一圈的酸痛，阿嬤族群整圈膝蓋的酸軟無力等等，都能即時見效。人體真是奧妙啊！

三、脾經的母子組合是人體最佳「補破網」神器，有助於慢性、消瘦性疾病，加強改善整體病情

人體是一個完整的結構，如果因為外部傷害、手術、內部組織發炎潰爛等，都會直接侵襲人體的組織，破壞身體原有的完整性。從中醫的角度來看，脾經經筋包覆在體腔內面的最外層，體腔內有脾經經脈通過，前述這些情況都可能導致脾經慈母線和遊子衣的母子組合被割裂或穿孔。

脾經母子組合的簍子結構是人體營養吸收、保護和運輸網，很像捕魚網，一旦被破壞，就成了「破網」，當然影響脾臟所有的機能，包括運化、升清、統血和祛濕等，甚至會導致中氣下陷，

臟器也下墜等。這類病情通常頗為難治，逐漸遷延成為慢性疾病，加上營養轉輸障礙，氣血生化無源，肌肉和四肢都會失養，身體持續消瘦，甚至變成紙片人。

　　在治療這類疾病時，除了一般針對性治療之外，還可加入改善脾經簍子的療法，我稱之為「補破網」，不但有助提升針對性療法的療效，還能鞏固療效，可謂一舉兩得。

如何補破網呢？

　　「破網」來自於脾經簍子結構受損，導致脾氣因而嚴重下陷。個人經驗可分兩個步驟來補破網：

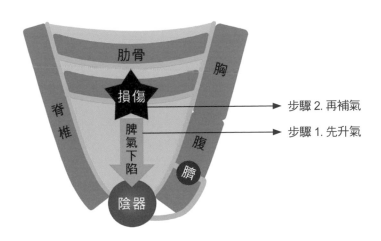

步驟 1：先升氣。將破損下陷的簍子升提歸位。選用脾經足部穴位為主，可針可灸。

步驟 2：再補氣。在局部縫補破損的簍子以補脾氣。選用脾經慈母線上的穴位為主，灸法為優。

脾經系統這條土性厚實、母性堅強的經絡，是人體的「補破網」專家，只要是慢性病、消耗性疾病、重大疾病等，需要修復組織、補充營養者，脾經系統都是首選經絡。

四、產後坐月子是修復脾經系統的重要時刻

既然脾經系統可以修復身體，又與女性身體特質的經帶胎產如此密切相關，那生產完之後的「坐月子」，也與脾經有關嗎？

胎產之後是否需要「坐月子」？

這個問題到了近代爭論越來越多，因為西方國家沒有這樣的習俗，且現代人普遍都很忙碌，很難真正停下整整一個月不工作，加上現在大多是小家庭，比較沒有人手幫忙做月子，導致坐月子的問題越來越朝兩極化發展，有人覺得不需要坐月子；有人則發

展出「月子中心」的商機，等級設備應有盡有。

在診間這仍是病人和家屬詢問度很高的問題，表示人們心中還是存有疑慮的。

如果將「坐月子」定調為「調理生產之後的身體」，也許事情會簡單許多。

我們先來看看政府如何看待產後調理吧！

隨著時代演變，政府在法規上制定各類與生育相關假期，包括產檢假、產假、陪產假，及育嬰留職停薪等，讓媽媽可以調養，爸爸也有更多時間跟媽媽一起照護孩子。可見連政府都看到女性在胎產過程中的特殊需求，以及產後休養的必要性。

華人社會向來重視坐月子，也可從社會重視傳宗接代的觀念來理解，養兒育女是宗族大事，從準備懷孕到受孕、安胎，歷經分娩及產後調理，這是一段漫長辛苦且具有危險性的歷程，每個時刻都是產婦與胎兒生命的關口，如果分娩時沒能順利接生，或是產後新手媽媽與胎兒不慎染病，就很容易致命。

產後調理不僅讓「帶球走」十個月的辛苦媽咪休息調養，也能調理身心狀態。調查指出東方女性比西方女性產後憂鬱症的比率低，可能跟有產後調理的這個階段有關。其實照顧好媽媽，也

是照顧好新生兒。過去發展中的年代，嬰兒初期的營養來源是母親的乳汁，媽媽健康，孩子才會強壯。此外，照顧好母親的身體，還可為懷下一胎做準備。

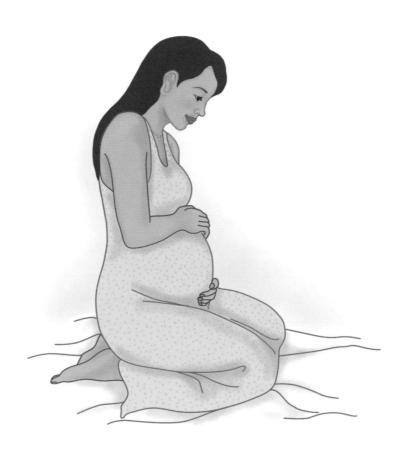

早期社會在醫療條件、飲食、居家等外在環境較為匱乏的情況下，只好轉而強調和規範產婦個人的飲食、生活作息等內在狀況。例如：要吃麻油雞袪除身體寒氣，不能洗頭洗澡免得受寒，不要流淚以免傷害視力等等。

產婦也要開始適應升格成為「媽媽」的新身份，懷孕期間胎兒在媽媽肚子中，隨時都跟著媽媽一起活動，現在則要學習與一個獨立的生命體相處，他有自己的個性與需求，不再配合母親等情況。因此「坐月子」是女性生產後，身體、心理及家族地位的轉變過程。

從中醫角度來看，「坐月子」就是修復脾經系統的重要時刻。因為脾經與女性的經帶胎產關係密切，憑藉母親的脾經經脈所提供的養分，以及脾經簍子結構所提供的升提、固定與緩衝作用，胎兒才能在媽媽的子宮安然成長。一旦胎兒成熟了，脾經系統自然向下鬆開，加上其他臟腑經絡的協力，將胎兒從產道推擠出來，一個獨立的新生命就來到人間了！

在懷胎的十個月中，脾經系統提供最珍貴的養分，全方位的滋養、防護、固護胎兒。脾經系統承擔如此繁重的工作量，過程中難免有所損傷，剛好藉生產出清「胎兒」後，趕緊整理及修復組織。

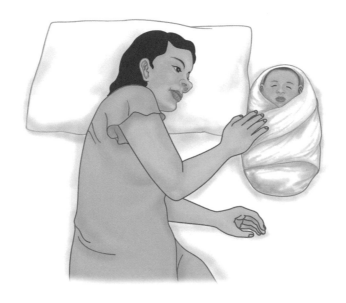

　　試舉一個通俗的例子來說明。大家都有住旅館的經驗吧！一般入住時間在下午 3 點左右，遷出時間大約上午 11 點左右。從 11am 到 3pm 這四個小時是旅館人員打掃房間、清除垃圾、恢復原狀的時間。同理，若將旅館房間換成產婦的身體，被小小胎兒房客住了十個月，退房後總該清理修復一下吧！這就是「坐月子」的概念。

　　由於生產是女性「經帶胎產」特質中很重要的部分，月子做得好，脾經系統得到休養與修復，「經帶」就維持正常，還能提高未來「胎產」的成功機率，生出健康活潑的孩子。

反之，月子沒做好，百病叢生。例如沒注意保暖，受風著涼，讓風寒進入子宮，「經帶胎產」往後就容易紊亂；進入頭部會導致長期頭痛；寒邪侵入脾經，脾主四肢與肌肉，容易出現關節痠痛變形、腰痠背痛等，這都屬於「月內風」的現象。門診中只要遇到六十歲以上的女病人，四肢關節嚴重痠痛，遇寒加重，十之八九都有月子期間早碰冷水的情況。

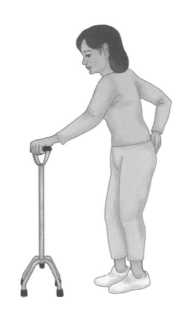

又因為脾主思，許多媽媽在面對新的生命與新的生活，容易產生過度焦慮的現象，通稱「產後憂鬱症」，需要趕緊處理，以免埋下未來「憂鬱症」的病根。

上述這些情況，都可透過脾經系統來改善。

流產婦女更加需要坐月子！

「坐月子」除了一般產婦需要之外，流產婦女更加需要。為什麼呢？

我常用水果解釋：正常足月的分娩就像「瓜熟蒂落」，水果成熟了，蒂頭自然會脫落與母樹分開，對於水果和母樹都無損。流產宛如「瓜未熟，蒂未落」，水果還沒成熟，硬將它從樹上拔下來，不但損及蒂頭，還會導致母樹樹皮受傷。所以流產是脾經簍子被迫向下拉扯，未成熟的胚胎也被迫剝離，這種情況對於母體的損傷更甚於足月產，當然更需要坐月子休養。

　　只是社會上對流產並沒有這樣的觀念，許多年輕女性流產之後，不僅沒有休養，反而很快就回到工作崗位。直到出現頭暈目眩，心悸疲倦，腰痠背痛，月經失調，甚至不孕等狀況前來就醫，經中醫師診察後才知緣由。

　　政府法規有「流產假」，請女性朋友們善用來愛護身體。

安胎也是中醫師的專長！

　　很多人不知道中醫師也會安胎，而且安胎期間不必臥床，可以正常生活照常工作。臨床上照護過許多孕婦，承接各類「變化球」，我稱之為「送子鳥任務」，幸好都能達標，完成任務。

　　「送子鳥任務」包括：從不孕到懷孕的「包生」任務，懷孕以後到產前這段期間的「安胎」任務，包含各式各樣的突發症狀，如感冒、拉肚子、皮膚癢、便秘、腹脹、吃不下、腰痠、水腫，

甚至扭到腰或腳踝，還有到了預產期卻沒動靜的「催生」任務，以及產後體質調養，為下一胎做準備等。

過程中遇過許多趣事，像孕婦訴說胎兒在肚子裡「亂躺」，只要胎兒夠大，通常會在腹部表層看到或摸到肢體的方位，當我們行針時，隨著針氣推動，可以看到或摸到胎兒肢體的移位，媽媽隨之驚呼「他轉身了」，不舒服的症狀當場緩解。

也曾碰過預產期到了，胎兒仍「賴皮不退房」的情況，我們會採用傳統中孕婦不可用的穴位來催生。經過中醫催生的媽媽，到醫院後生產過程非常順利，產後身體恢復快，甚至有產後一小時就親自打電話來報喜的媽媽，聲音宏亮，完全沒有倦態。有趣的是經過我們安胎出生的嬰兒，第一次到診間聽到我的聲音，還會一直看著我，彷彿要把在媽媽肚子裡聽到的聲音，跟現實環境下聽到的聲音比對在一起，且特別願意跟我們親近，真的很溫馨。

至於中醫如何安胎？個人經驗是以針灸搭配藥物，更多時候僅用針灸就足夠了。由於孕婦和胎兒對針刺的敏感度極高，氣機變化很快，針灸常採用「三不多」策略：

針數不多，最好五針以內。

刺激量不多，溫柔行針，忌諱強力催氣，時時檢查脈象變化。

留針時間不多，十分鐘左右，若留針時間太長易產生變證。

小時候只要問媽媽：「我從哪裡來？」她的答案總是：「水溝旁邊撿到的」。幼小的心靈聽了很傷心，經過水溝旁常會特別看一眼，有沒有其他小孩等著被撿回家。長大後跟朋友同學聊天，才發現我並非特例，原來大家都是從水溝邊、垃圾桶、公園裡……撿回來的。我想在早年性教育還很封閉的社會裡，不少父母確實很難跟孩子解說生命從何而來。

　　我個人很喜歡「送子鳥」的圖像，據說歐洲人認為未出生的孩子會躺在水池、沼澤等水域，等候歐洲白鸛將他們的靈魂送給期待中的父母，所以歐洲白鸛被稱為「送子鳥」，這也算解釋了為何我們小時候都會在水溝邊被撿回家！

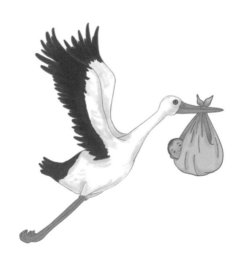

印度詩人泰戈爾的詩〈 出生 〉，媽媽以無限柔情回答孩子詢問自己從哪裡來──

　　孩子對媽媽提問題：
　　「我是哪兒來的──你是從哪兒把我撿來的？」
　　媽媽把孩子摟在懷裡，笑著回答，眼含淚水，
　　「你是我的希望，藏在我的心裡……」

　　另一首泰戈爾的〈 責備 〉，我在年輕時讀到這首詩，被這份濃濃的愛給感動，也與大家分享。

　　為什麼你眼裡有了眼淚，我的孩子？
　　他們真是可怕，常常無謂地責備你！

　　你寫字時墨水沾污了你的手和臉──這就是他們所以罵你齷齪的緣故麼？
　　呵，呸！他們也敢因為圓圓的月兒用墨水塗了臉，便罵它齷齪麼？
　　他們總要為了每一件小事去責備你，我的孩子。他們總是無謂地尋人錯處。

你遊戲時扯破了你的衣服──這就是他們說你不整潔的緣故麼？

呵，呸！秋之晨從它的破碎的雲衣中露出微笑。那末，他們要叫它什麼呢？

他們對你說什麼話，儘管可以不去理睬他，我的孩子。

他們把你做錯的事長長地記了一筆帳。

誰都知道你是十分喜歡糖果的──這就是他們所以稱你做貪婪的緣故麼？

呵，呸！我們是喜歡你的，那末，他們要叫我們什麼呢？

希望女人們認識脾經之後，要讓自己成為幸福的媽媽，不只自己快樂，也不要再跟孩子說「你是從石頭裡、垃圾堆裡撿來的」，要讓孩子感受到滿滿的被守護的愛，就像我們被身體的母親擁抱、也被大地的母親呵護一般。若是愛的能量不足或過當都會造成傷害，身心皆然。

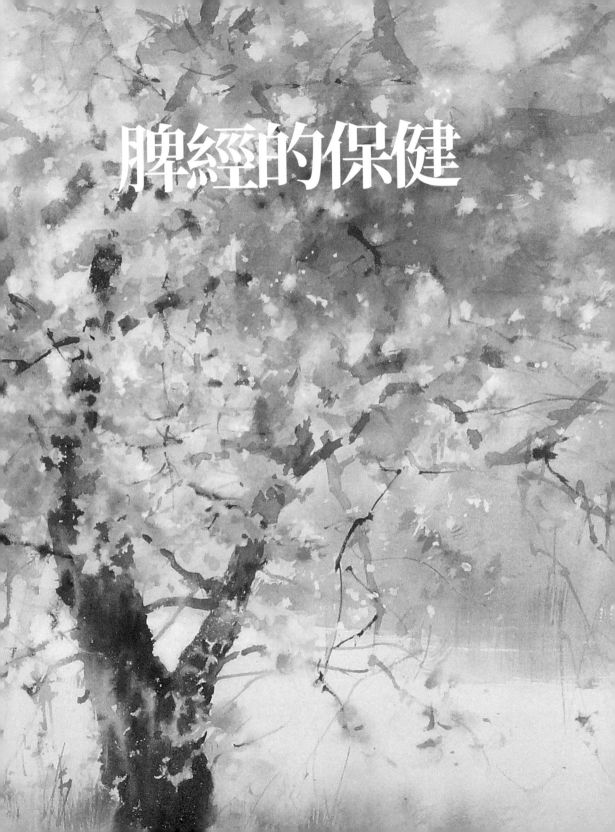

脾經的保健

脾經宛如家中默默操持的母親，把家裡打理得非常舒適，我們身在其中，享受著母親的付出與照拂，直到有一天，母親無法照應家務時，才會深深感受到她的存在和重要性。而身體的脾經也是如此，脾經在體內維持的運化功能，讓我們享受它所提供的舒適安全的生活，並沒有特別的感覺，如果有一天感受到了，那就表示脾經系統出問題了。

　　脾經是人體的媽媽，具有「大包」的特性，將身體主要組織器官包覆且安置在她的簍子裡，固定臟器，緩和衝擊，還能提供免疫防禦力。脾的運化、升清、統血生血、祛濕等功能，與胃共同承擔氣血生化之源與後天之本的重任，是非常重要的臟腑。另外，脾臟也與人體重要的氣、血、水三種物質的生成及代謝功能有關。

　　既然脾經時時刻刻照顧著我們，我們也應該時時刻刻照顧好脾經，維持健康的脾經系統，才能擁有健康的生活本錢。

脾經的自我保健運動

●深呼吸，藉由肺的宣發肅降功能提升脾氣

肺經與脾經從人體上下守護人體，合作關係密切，在前面章節曾介紹過，肺經像是華蓋大傘，從上而下保護人體；脾經則像簍子，由下而上托住身體的重要體腔。所以最簡單又有效的脾經自我保健之法，就是每天練習全身的吐納深呼吸。

肺主氣，司呼吸。吸氣時掌心朝上，放在腰腹部，吸氣時手掌跟著向上提至胸口；吐氣時翻掌，掌心朝下，跟著吐氣的節奏向下放回腰腹部。吐納動作建議緩慢，腰腿部可以配合吸氣挺身，吐氣下蹲，每天至少 20 下，以深呼吸及手臂提降的輔助。借由肺的宣發肅降功能，協助脾氣上升，伸展簍子，並加強簍子的穩定度。

●按揉脾經，與身體進行溫柔對話

在下肢部位：最簡單的方式就是順著脾經在小腿和大腿部循行的部位按摩，小腿內側的脾經路徑，按摩時常會有疼痛感，或發現有氣結腫塊，尤以女性居多（建議別只顧外表塗抹化妝品，也要對內照顧美麗的自己），只要常常推按就可改善。

按揉脾經時，還可以搭配按摩精油來進行會更舒服，選擇花朵系列的精油尤佳，若再沖一杯花茶或柑橘茶，透過觸覺、嗅覺、味覺一起溫柔地來照顧脾經，效果加倍。容易水腫的體質，記得

適時將腿部抬高，避免濕氣停留在小腿處。

在胸腹部：一定要注意保暖，尤其不要讓腰腹部受涼。此外肺脾兩經在胸部的【中府穴】交會，平常可以多加按揉。

胸腹部還有一個非常重要的部位，就是乳房。乳房是女性的第二性徵，是女性身體中最外凸、最容易被看見，也最能呈現女人味及母性的部位。一如植物的花朵與果實，乳房也是母親給予孩子生命乳汁的來源，是自然界賦予人類最豐足珍貴的賞賜。

脾經經脈系統胸部循行路線正好圍繞在乳房內側與外側，亦即圍繞包覆乳房。男性沒有隆起的乳房，平坦的胸大肌也被脾經所圍繞，就等同於乳房的意思。

一般女性除非為了檢查乳房，通常羞於觸摸自己的乳房，男性會撫觸心愛女子的乳房，應該也很少去碰觸自己的胸大肌吧！

在了解脾經的母性特質後，無論女性或男性，是否具有母親身分，都一樣可以愛自己呀！你會發現，唯有正視和接納自己的身體，才懂得珍愛自己。所以從現在起，就將「掌握乳房」作為珍愛自己的養分吧！

男女都要學的「掌握乳房」按摩法

請打開雙手手掌,手掌托住同側乳房,拇指放在乳房外側,其餘四指按在乳房下方及內側,手指稍微用力,以愛護情人般的心念與力道,輕輕擠壓乳房,感受她們所蘊含的生命力,同時將掌心的溫暖傳送給乳房,輕輕對她說:「謝謝妳一直照顧我,呵護我。我愛妳!」

脾母跟母親一樣耳根子軟,對於兒女的甜言蜜語完全無法抵擋,給脾母灌上愛的迷湯,她也會回注給我們愛的能量。藉由掌心與乳房接觸,讓身體內愛的能量開始流動。此時這份能量會在體內溫柔地蔓延,而且逐漸增加力量,就讓自己的身體變成愛的電池吧!

男性讀者就以乳頭為中心點,將雙掌貼在胸大肌上,其餘動作都與前面一樣。

脾經總論介紹過,脾臟是心臟愛的能量來源,只有當脾的電池充飽時,才具有珍惜自己和愛護別人的能力。所以記得時時「掌握」自己的乳房,也可以用同樣的方式掌握愛人的乳房或胸大肌,讓對方感受到來自你愛的能量,一定會讓感情加溫。

脾經常用保健穴位

脾經共有 21 個穴位，分布在下肢及胸腹部。

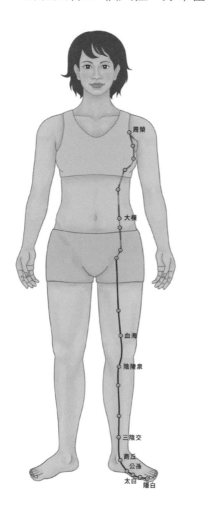

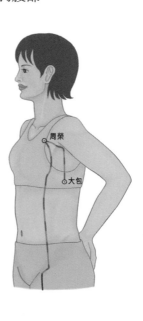

脾經經穴圖

依據經脈篇脾經臟腑好緣關係圖和下肢穴位圖的架構，介紹六個常用保健穴位。（見下頁圖）

　　隱白穴（SP1）：脾經第一個穴位，位於足大趾末稍內側，趾甲角的外緣。

　　胃經最後循行到足趾，主幹線到自己的厲兌穴，一條分支到足大趾交給脾經的隱白穴。本穴身為胃脾兩經的交會部位，兼具了兩經功能，加上脾經又從胃流注入心，心主神志，讓本穴具有良好的安神作用，與厲兌穴合用，鎮靜安神力量更強，可用灸法治療頻做惡夢，心神不寧，所以本穴也是「捕夢網」。

　　隱白穴為脾經的井穴，除了具備井穴都有的開竅醒神功能之外，也有屬於自己經脈的功能。較特別的是脾主統血，心主血主脈，讓本穴除了安神之外，艾灸本穴還能健脾統血以止血，例如胃出血，或月經期間經血過多，或行經時間拖很長，中醫稱為「崩漏」，灸隱白穴是臨床常用的治法，效果不錯。如果手邊沒有艾粒，可以用點燃的香煙頭（不能有火焰以免燙傷！）來灸本穴。

　　太白穴（SP3）：位於足部內側緣的足弓部位，大趾本節（第一跖趾關節）後下方赤白肉際凹陷處。

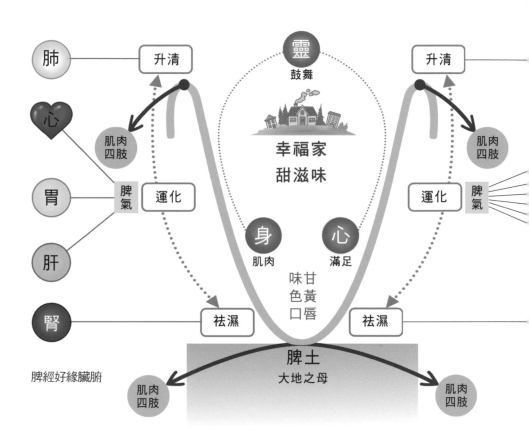

脾經臟腑好緣區對照圖

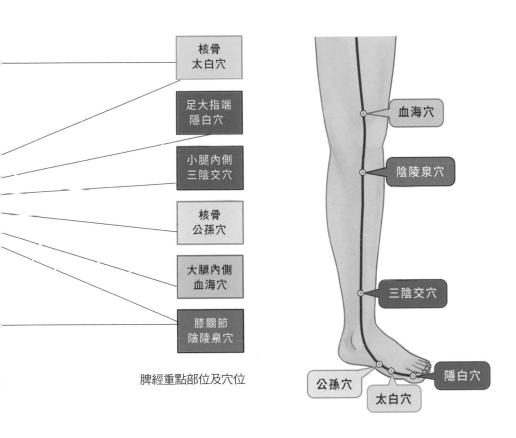

核骨
太白穴

足大指端
隱白穴

小腿內側
三陰交穴

核骨
公孫穴

大腿內側
血海穴

膝關節
陰陵泉穴

脾經重點部位及穴位

血海穴

陰陵泉穴

三陰交穴

公孫穴

太白穴

隱白穴

脾經經脈下肢穴位圖

太白穴兼有好幾個身分，它同時是脾經的原穴、輸穴、土穴。

脾經的原穴：善於治療脾臟疾病，是「脾臟功能」的指揮中心，還能 hold 住脾主升清的力量，改善脾之大絡大包穴附近的腫脹疼痛，這就等同透過簍子的提把來改善簍子上提的機能。

屬於輸穴：依據「輸主體重節痛」的特性，善於治療身體的沉重感，關節及肌肉的疼痛。

土經的土穴：脾屬土，太白穴又是脾經所有穴位中土性最強者，可以健脾燥濕，開脾土，是加強「脾氣—脾土—脾濕三部曲」的最佳穴位，類似中藥的白朮，更可安胎。除了健脾祛濕、促進食慾之外，還可改善貪吃甜食所形成的痰飲。太白穴也是拇趾外翻的部位，常常牽連至咽喉也有卡痰感。

近代中醫師常用白朮治療腰痛，其實太白穴也能治療腰痛，治病原理可從脾經經絡來探究。太白穴具有很強的健脾燥濕及升清功能，

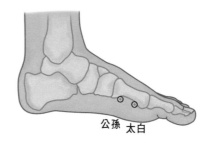

公孫　太白

加上脾經經筋又內著於脊，所以本穴就跟白朮一樣，可以治療痰飲、濕氣停滯所引起的腰背部痠痛。

我們可從分析白朮與太白穴治療腰痛了解，經絡是非常簡單扼要的線索，只要掌握循行所過部位，就能快速診治疾病，所以掌握經絡就等同掌握診斷治療疾病的鑰匙與捷徑。

公孫穴（SP4）：位於足部內側緣的足弓部位，第一跖骨基底前下方凹陷處。腳的跖骨相當於手的掌骨，太白穴與本穴就位在第一跖骨的前後兩端。

公孫穴是絡穴，也是八脈八法穴之一，通衝脈，因此具有調和脾胃及腸道，開心寬胸，善於降逆氣，調理婦科，有助於胎產的功用。（可參閱絡脈篇）

公孫穴取穴法提醒

公孫穴所在位置並不偏僻,但若取穴手法錯誤,就會偏到腎經。因
為腳的跖骨雖然等同於手的掌骨,但是足大趾不像手拇指可以獨立
張開,第一跖骨不明顯,不太容易找到這個穴位,經常看到一些年
輕醫師會「錯過」本穴而用了腎經的穴位。

該如何找呢?

建議拇指以 45 度沿著第一跖骨邊緣,向腳踝推行,遇到的第一個阻
礙物就是第一跖骨的基底部,公孫穴就在基底部的前方。

如果用手指平貼在足弓處,通常感受不到基底部,就會一路順暢,
滑到比較粗大的舟狀骨下面屬於腎經的然谷穴。要小心!

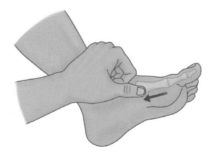

三陰交穴（SP6）：位於小腿內側，足內踝尖上三寸，約為手指 2-5 指合併的橫幅寬度，在脛骨內側緣後方凹陷處。

三陰交穴具有脾臟生血化血及心臟主血主脈的功能，善於補血養血，是婦科要穴，調理一切生殖系統疾病，類似「四物湯」。詳情請參閱經筋篇。

陰陵泉穴（SP9）：位於小腿內側，膝關節下方，脛骨內側髁（脛骨上端，膨起部位）的後下方凹陷處。

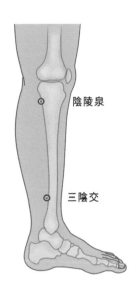

陰陵泉為合穴，五行屬水，善於調節脾經經絡系統循行部位的病變，是「脾經系統」的指揮中心，類似茯苓的特質，兼具脾臟以土治水及腎臟以水主水的功能，能健脾滲濕、通利小便，治療水濕停滯疾病，包括腸胃疾病、婦科、帶下病和下肢水腫等。

陰陵泉也具有茯苓治療水濕循著脾經經脈上逆至胸脅，影響心肺運作，導致心神不安、心悸、咳逆等症狀的功能。

另外，依據人體的對位關係，陰陵泉對應肺經的中府、雲門穴附近，可以協助肺經疏通氣機、開胸理氣，改善呼吸機能。

血海穴（SP10）：位於大
腿內側，髕底內側端上二寸，當
股四頭肌內側頭隆起處。簡便取
穴法為：以取左側血海穴為例，
患者屈膝，醫者以右手掌心按在
患者的左膝髕骨上緣，2-5 指在
膝關節外側向上伸直，拇指在膝
關節內側約呈 45 度斜置，拇指
尖下方就是血海穴。

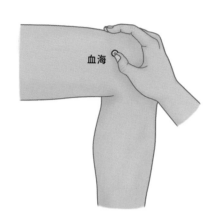

血海穴顧名思義與血的疾病有關，兼具有肝臟疏泄條達氣機
的功能，善於行氣活血止痛，類似「桃紅四物湯」，能治療氣血
瘀滯所導致的各類疾病。

桃紅四物湯就是補血的四物湯加上活血的桃仁紅花，聰明的
讀者可能發現，三陰交等同四物湯，加上活血能力就變成了血海
穴，對嗎？也可以這麼想，但是中藥是身外物，可在湯頭裡面加
加減減，穴位在人體上，沒法加減，必要時就得兩穴合用，加強
療效。

血海穴可以治療皮膚癢

血海穴行氣活血的特質，還能改善皮膚搔癢症狀。很特別吧！

這是植基於中醫的理論。中醫治療皮膚癢的疾病有二個很重要的理論。

第一個理論是「諸痛癢瘡，皆屬於心」，其原理會在《卷四》心經介紹。心主血，癢病與心有關，當然也與血有關。脾經的下接經正好是心經。

第二個理論是「治風先治血，血行風自滅」。當皮膚出現癢症時，通常會在全身四處遊走發作，這個特質類似風四處流動，因此將它歸納為與風邪有關的疾病。

綜合以上所述可以了解：癢病雖來自於風邪，但與血病有更深的關聯，所以若要根本治療癢病，就須從血分著手。能養血活血的桃紅四物湯或血海穴都善於治療皮膚疾病，尤其是皮膚乾癢，容易脫屑者更合用。

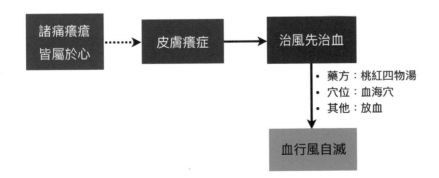

臨床上我們也應用上述原則，採用放血的方法，導引出瘀積在皮膚裡的血熱，加快治療的效率。

　　依據中醫理論，有皮膚病的人盡量不要吃燥熱油膩的食物，及會「外發」的食物，例如竹筍、花生、茄子、南瓜等，要多吃蔬果，少熬夜，好好跟醫師配合，才能跟皮膚癢說再見。

 中醫師不傳之祕：脾經隱藏版好用穴位

　　除了上述六個穴位之外，脾經還有隱藏版的功能與穴位。

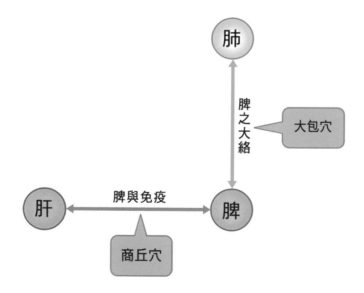

隱藏版一、脾之大絡：大包穴

之前介紹過，大包穴屬於脾之大絡，它在脅肋部位形成「脅肋大包區」，可以視為脾經簍子結構的把手，是脾主升清的主要施力點，也是診治部位。

脾臟功能異常的人，大包區會有腫脹壓痛現象，但因脾母的耐受力很強，大包區也很沉默，主動去觸摸才會發現它的變化。

大包區位於脅肋，平日可用手掌尺側，即俗稱「手刀」的部位來搓揉大包穴以疏散氣血，強化脾臟功能。治療方面，因為不好施針，可用灸法，或選用遠端的太白穴，必要時還可加上商丘穴。

隱藏版二、 調節脾臟與免疫機能：商丘穴

在經脈篇介紹過，現代醫學的脾為免疫器官，其功能涵括在中醫的脾臟功能之中，商丘穴依據五行屬金以及對應關節部位的特性，可以改善淋巴系統，為脾經強化防衛連線，並治療淋巴相關病症。

此外，商丘穴還是一個有趣的穴位。

因它很容易出現腫脹現象，臨床上只要看到這種現象，都會先下針再說。因為商丘穴會腫，代表脾經系統必然有所阻滯，但

因商丘穴管理淋巴系統，遍布全身，範圍很大，難以詳細尋求病位，直接下針雖然類似散彈打鳥概念，但確實有一定療效。

其次，商丘穴位於太白穴及陰陵泉穴之間，就成為兩個穴位的「加速器」。例如與太白穴合用，可明顯加強太白穴改善脾臟的功能；與陰陵泉穴合用，可加快陰陵泉穴疏通脾經氣血的能力。簡單的說，只要加上商丘穴就能讓療效加倍。

商丘穴獨用可調節淋巴系統，與其他穴位合用則能發揮一加一大於二的療效，可以經常按揉來保健。但因它位在內踝上方，活動時很容易扭傷，或者久站後氣血堆積，出現腫硬現象，而牽連影響脾經功能。若有這類情況發生，要趕緊治療，以免病情由腳踝擴大到脾經。

貫穿女性一生的脾經穴位

女性四大生理特質「經帶胎產」，也可以直接按揉這些穴位自我保健：

調理月經：三陰交穴、血海穴等。崩漏可以加灸隱白穴。

治療帶下：太白穴、陰陵泉穴等。

促進懷孕及順利分娩：公孫穴等。請記得孕婦禁揉三陰交穴！

　　脾經是貫穿女性一生重要經絡，其中的三陰交、陰陵泉和血海更是關鍵穴位，我簡稱為「三陵海」，是女性美麗青春的寶典。

　　以下將脾經穴位與女性一生各個階段的生理特質繪成下表。這些部位都適合自行按摩保健，可逆齡回春喔。

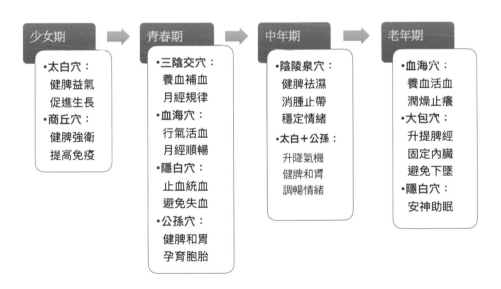

少女期	青春期	中年期	老年期
・太白穴： 健脾益氣 促進生長 ・商丘穴： 健脾強衛 提高免疫	・三陰交穴： 養血補血 月經規律 ・血海穴： 行氣活血 月經順暢 ・隱白穴： 止血統血 避免失血 ・公孫穴： 健脾和胃 孕育胞胎	・陰陵泉穴： 健脾祛濕 消腫止帶 穩定情緒 ・太白＋公孫： 升降氣機 健脾和胃 調暢情緒	・血海穴： 養血活血 潤燥止癢 ・大包穴： 升提脾經 固定內臟 避免下墜 ・隱白穴： 安神助眠

中醫師不傳之祕：婦科病人的面部望診

前文提到，脾經是貫穿女性一生重要經絡，依據「經之所過，必致其病」的原理，婦科問題也可從脾經循行所過部位觀察，現以面部口唇部位為例來說明。

《內經》面部望診中，上唇至鼻部之間的「人中」部位屬於膀胱及子處（骨盆腔），人中兩旁部位，相學稱為「仙庫」及「食倉」、「祿倉」，可視為人中的延伸，我稱為「人中區」。

女性的陰部是個開口，為人體最下方的開口，嘴巴是最上方

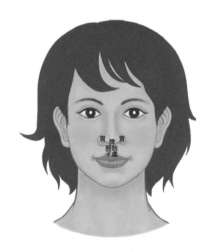

人中對應膀胱及子處

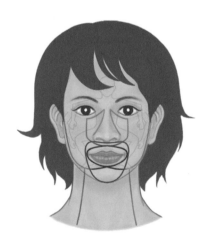

胃經經脈環繞口唇及下巴
紅線圍繞區域成為婦科望診區

的開口，在人體對位關係上，人體上方與下方的開口相對應，嘴巴就成為陰部的反應區。加上脾開竅於口，相表裡的胃經也環繞口唇，包括下巴，這些部位就成為婦科望診區，臨床上非常好用。

簡單舉例如下：

【人中】：婦科出現異常者，人中會出現凹點；動過婦科手術者，人中會出現縱向線條；子宮氣血循環不良者，人中區會出現褐色斑點。

【環唇】：子宮偏寒者，環繞嘴唇一周會出現青白色。子宮氣血瘀滯者，環繞嘴唇色暗且腫。

【唇堤】：下唇的下緣稱為「唇堤」，子宮明顯瘀滯者，唇堤也會腫起。

【下巴】：下巴紅腫，甚至長痘痘者，表示骨盆腔有濕熱，容易出現黃色的分泌物。

門診時，我們會衛教病人回家對著鏡子自我觀察。隨著病情的轉變，這些望診區也會跟著改變，病人可以隨時掌握身體狀況以自我診斷。一旦發現異常，建議趕緊就醫。（早年跟隨林源泉老師學習望診，獲益良多。讀者若有興趣，請參閱林源泉老師的望診系列書籍。）

總 結

　　脾經系統實質上只與胃和心連結，我們也可將脾經主要穴位與脾胃心三個臟腑相對照，比較容易掌握各穴位的特性。見下圖。

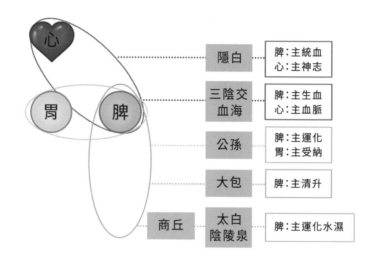

脾經穴位特性與脾胃心臟腑關係圖

　　每次演講或授課後，總有民眾追著我問：日常的保健要怎麼做？大家總希望有一帖強效珍貴的方子，然後病人什麼都不用做就立即藥到病除。我是很務實又誠實的醫師，還是奉勸大家：**老天已經透過經絡，把最佳戰友與最強修復系統都交到我們手上了，從認識經絡來照顧自己，真的是最經濟又最貼心的保健良方！**

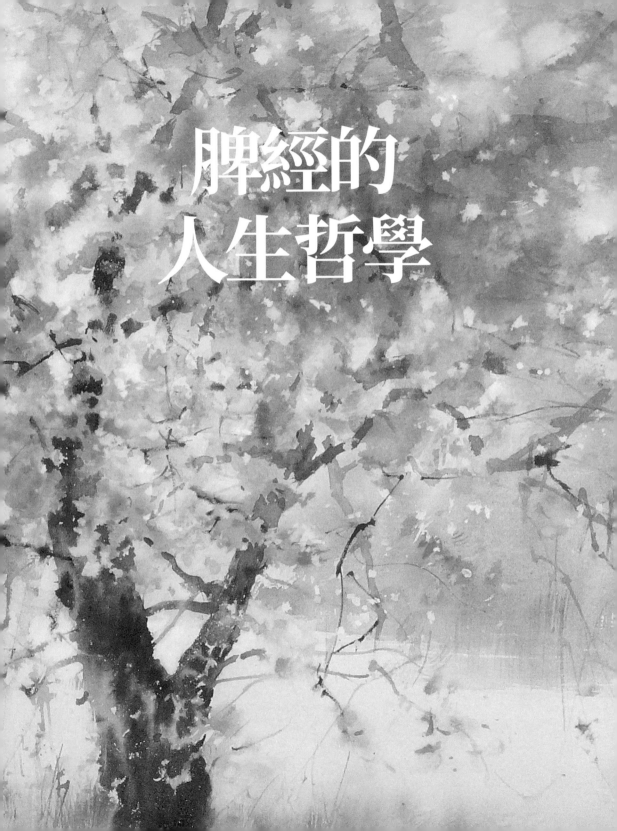

脾經的
人生哲學

自我提升，幸福知足的人生哲學

2018 年第 90 屆奧斯卡金像獎，高齡八十的資深演員珍‧芳達（Jane Fonda）以優雅的身形和自信的氣質吸引全場的目光。她分享了保有優雅的秘訣，就是「心靈要爬樓梯」！她認為人到中年之後，不是衰退，反而是爬樓梯向上的過程。朝向智慧、圓滿與真實的精神提昇，以獲得心靈充實和內心平靜，創造出全新的人生。

珍‧芳達這番人到中老年後「心靈要爬樓梯」的提醒，不正是「脾經」的優雅哲學嗎！

我開玩笑跟學生說，未來可能的話，會跟珍‧芳達女士恭喜她保有健康的脾經系統，讓脾的升清功能和簍子結構，可以持續協助她的身心靈向上提昇。

面對自己的人生，我們有著很大的選擇權！沒錯，就是〔選擇權〕。雖然可能沒有辦法抵抗身體的老化，但卻能決定面對自己的態度，也就是生活的態度。我在診間常遇到病人才剛步入中年，就不斷唉聲嘆氣叨念著「我已經老了……」，老年人則多半碎念著「我沒用了……」，這樣的心念不只是「下樓梯」，更甚者是「溜滑梯」了，除了加速身心的衰老，對於自己未來的人生

毫無助益。

　　我們來到世間走一回的過程中，身體裡面的母親「脾經系統」，分分秒秒都在陪伴及守護著我們，這就是可以選擇自己人生道路的向上動力！千萬不要忘了。

　　《內經》說：「脾胃者，倉廩之官，五味出焉。」倉廩包括糧食和薪俸，在現實世界裡是維持生活的重要物質。對於身體而言，倉廩代表所有組織器官維持正常生理機能所需的營養物質。對於心靈而言，倉廩代表著豐富與滿足感。

　　脾胃就是身心靈富足感的重要來源。

人人都有幸福 DNA：
脾經是體內永遠的媽媽，我們是永遠的「媽寶」

　　每個生命之始都與母親相依偎，母愛是生命最早的安全感來源，飽滿的愛給予孩子充足的安全感，讓他能勇於面對人生的各種挑戰。這樣的觀點在近代心理分析的論述中，已屢屢被印證。

　　但中醫更進一步看見了這股愛的能量，象徵母親的呵護與保衛的力量，不只依賴外界的給予，也能在每個人自身的體內找到，

這就是脾經。在自己的身體裡面，脾經就是我們終生的母親。我們在脾經經絡系統中以大篇幅介紹了慈母線和遊子衣的重要性，脾氣是守護幸福的動力來源，脾氣維持脾的運化、升清，身體才能正常運作，而身心靈安頓，愛的能量飽滿才能擁有一籮筐的幸福！所以每個人身體裡與生俱來都具有幸福的 DNA 呀！有了脾母終生的照顧與陪伴，我們人人都是永遠的「媽寶」！

脾經形成的簍子既是幸福籮筐，也是生命的安全網，對於情緒問題也能提供不錯的調節。我曾在《卷二》大腸經篇章介紹不少大腸癌病人的情緒垃圾滿了，無處可倒，造成身心疾病。若能善用心靈經絡概念，就可利用脾屬土的特質來幫忙，大地承載萬物，所以脾的簍子也能作為情緒垃圾的消化桶。加上五味中脾屬甘，甜味糖分也能刺激大腦製造血清素，讓我們放鬆快樂一點。這些都是可以善加運用的脾經功夫。

所以，當心情鬱悶無處可倒時，不妨找個金黃色系的小桶，對著它傾吐生活中所有的不快、憤怒等情緒，然後以水漱口，吐到桶子裡。邊說邊吐，等心情舒暢之後，再將桶內的水倒入馬桶沖掉，也可以灑在地上，讓它回歸大地。脾經的力量宛如大地，含蓄包容，相信她能懂你的，最後再吃顆糖鼓舞自己一下吧！

母親最後的眼神～跟父母親和解吧！

我跟母親長期都處於大大小小的爭執中，總覺得媽媽比較愛哥哥，無論我有多好的表現，總難獲得媽媽的讚賞。

長大後慢慢了解，母親是個拙於言詞跟表達感情的人，也是被傳統思想緊緊束縛的婦女，她曾經坦白跟我說，兒子就是媽媽老後未來的倚靠，所以一定要對兒子好一點，不然以後怎麼辦呢？無論我怎麼跟她說，我也可以照顧你啊～媽媽總是輕輕笑說：「憨囡仔，哪有人依靠女兒的！」

這份緊張關係，一直延續到母親將要離世的時候。

那是個夏天的週六上午，明亮的陽光灑進病房，媽媽的頭部宛如籠罩在天使光中。病房很安靜，只有我們兩人，母親已經多日未張開眼，我坐在床邊握著她的手，昏迷多時的母親突然緩緩張開眼睛，散發出我從未見過，溫暖清亮充滿母愛的眼神，定定的看著我，面部表情很柔和，嘴角似乎還帶著淺淺微笑，大約五秒鐘，眼睛又慢慢地闔上。剎那間，我才了解母親在人生最後的階段，還惦記著要告訴自己的孩子：她一直都很愛我，不要再苦惱傷心。淚眼盈眶的我感受到媽媽的心意，也知道她這一世的任務完成了。果然從那一刻起，媽媽再沒睜開眼睛，幾天後安詳的離世。

母親是個平凡的人，對於我們卻很重要，我相信每一個母親都一樣。很感謝她在生命的最後階段，以母親的愛與智慧，給予我未來的人生路途中，繼續前進的能量跟勇氣！

許多父母在成長過程中可能沒有被好好愛過，轉換成父母親身份之後，也沒人教導該如何勝任，所以不知道如何去表達愛，怎麼去關照和教育孩子。當我們逐漸長大，有能力也有智慧時，可以試著體諒他們、善解他們，有時還可以引導他們，與他們和解吧！

臨床上看到許多家庭故事，問題也會來自長輩，建議身為老一輩的父母，參考胃經篇章最後提到的，人老之後要戒之在得，隨著家中人口結構變化，不要掌控孩子，不要緊抓權力或威權，而要懂得適時放手，調整個性和觀念，彼此各退一步，就會有充滿愛的溫暖流動。

心是愛的實現，脾是心愛的能量來源；
脾的能量不夠，小心變成情緒勒索者！

脾經的經筋由肚臍處進入腹腔，臍帶是嬰兒與母親的連結，臍帶也與「期待」同音，代表母親對於肚裡新生命的期待，母親愛的灌注，陪伴我們一生一世。脾經本身就充滿飽足的關愛與能量，無需外求，所以母親節除了感謝生我們的母親之外，也跟一

直在體內健運不休的脾母說聲謝謝吧！

　　脾經的下接經是心經，胃負責受納腐熟水穀，所吸收的精微物質由脾輸送至全身，當然也會透過經絡系統輸送給最需要營養的君主之官心臟！心主血脈與神志，心臟能獲得多少營養來維持身體和心理的穩定和諧，完全取決於脾胃，尤其脾臟具備的勤奮特質，時時刻刻都在運轉的運化功能更是關鍵。脾臟運送的營養物質越充足，心臟就越有足夠的能力來維持身心健康。

　　我們常說「心愛」，表示心臟與愛有關。透過脾經與心經的連接關係，讓我們了解，心把對於人事物的愛意表現於外，是愛的實現，而脾提供的營養則是心能夠展現愛的能量來源。

　　如果「脾」愛的能量夠飽滿，「心」也會跟著飽滿，才有能力給予愛，展現出正常之愛的關係。如果「脾」愛的能量先匱乏，「心」愛的能量也會跟著匱乏，此時就容易出現假愛之名，行勒索掌控之實。這樣的例子在現實社會經常看到，不少人內心的愛有缺口，渴望愛，卻不懂如何去飽滿它，反而將自己的匱乏轉而對身邊人的情緒／愛的勒索，結果經常是兩敗俱傷。

　　一如脾經總論中說過的「脾的幸福感，就是愛的力量」，經絡系統切切實實告訴我們，唯有學會愛自己，讓自己的愛飽滿，才有能力去愛別人！

脾經系統與女性生殖器官密切相關，女性生殖器官能與愛人親密結合，也能孕育愛的結晶（孩子），可以視為是「愛的器官」，因此脾經與女性愛的能量特別有關。臨床上遇到罹患婦科癌症，如子宮頸癌、子宮內膜癌、卵巢癌病人，常有愛的能量阻塞情況，例如囿於現實條件無法跟相愛的人結合，或被迫犧牲自己的感情與孕育孩子的機會去成全家族的期望等，這些都會讓女性的愛情和母性的愛無法舒展，「愛的器官」被壓抑，無法使用，只好選擇自我毀滅一途，令人唏噓。

　　在此特別提醒女性讀者，人身難得，生命無比珍貴，請多多關愛自己。唯有自己的身心靈飽滿之後，才有能力呵護周邊的人，成為他人生命中一道溫暖，充滿愛的光，而不是一把需索愛的刀。

　　既然提到愛，也是要對好脾氣又母性十足的脾提出叮嚀：妳的優點也可能是最大的弱點，慈悲包容也記得要有智慧，「悲智雙運」才能避免當濫好人，而不會被他人予取予求，切記切記！

回歸自己：You Raise Me Up 你鼓舞著我

　　隨著生活的緊張忙碌，人情世事紛擾變化，人的心思跟著混亂，孤獨感慢慢侵蝕內心，我們逐漸遺忘屬於自己的幸福籮筐，以致身心疾病層出不窮。

每個人都會面臨生離死別，傷痛難免，但請回歸己身，參考本書保健篇中，「掌握」乳房，感受來自脾母無限的關愛與接納。

2017 年女作家林奕含自殺，年輕生命的殞落，特別令人不捨。

我總想如果每個人都能回歸自己，時時觀照自己的脾經，體察到無論外在世界如何變化，脾經總是陪伴著我們，誠如一首英文歌 You raise me up 雖然是一首聖歌，也可作為脾主升清的歌曲：

When I am down, and, oh my soul, so weary;

當我心情低落時，我的靈魂感到非常疲憊

When troubles come, and my heart burdened be;

當煩惱接踵而來時，我的心無比沉重

Then, I am still and wait here in the silence,

此時，我會在寂靜中等候

Until you come and sit awhile with me.

直到你到來，與我小坐片刻

You raise me up, so I can stand on mountains;

你鼓舞著我，讓我可以攀上群山峻嶺

You raise me up, to walk on stormy seas;

你鼓舞著我，讓我能橫渡狂風暴雨的海洋

I am strong, when I am on your shoulders;

當我倚靠在你的肩膀時，我變得堅強

You raise me up, to more than I can be……

你鼓舞著我，讓我能超越自己……

　　脾經這股向上的力量，一如歌中所說，能幫助自己脫離負面情緒的泥淖，變得堅強勇敢。無論面對多大的人生試煉，再苦再艱難的考驗，身心靈遭受的損傷，善於補破網的脾經都能修復，時時刻刻陪伴、托護著你，讓你知道人生還是很溫暖、充滿希望的，絕不會讓你墜落！

沒有一個人是孤單的，記得要連結大地與眾人

　　其實，沒有一個人的人生是十全十美的！真的。

　　也許你年少時沒有得到期望的家庭溫暖，或隨著年齡增長家庭遭遇變故，突然成了中年孤兒，甚或老年時成為獨居老人等等，人生難免要面對愛人的離去、親人的缺席、溝通的衝突、人情的冷暖、被背叛的錐心痛楚……等，脾主思，這些人生歷練，很容易導致過度思慮讓人陷入憂鬱的深淵。美國致力於推廣愛的教育的里歐‧巴士卡力（Leo Buscaglia）博士曾說：Worry never robs tomorrow of its sorrow, it only saps today of its joy. （憂慮從不剝奪明天的愁苦，它只會耗盡今天的喜樂。）

說得真好！我們真的很幸運，無論外在世界如何變動，都還有「脾母」永遠愛著你、陪伴著你。請靜下心來，體察身體裡這位終生不離不棄的母親，她時時陪伴我們，呵護我們，支持我們。

　　人類是歷經近四十億年的演化精品，也是與大宇宙相對應的小宇宙，每個人都與更大的整體相連，就像每棵樹的樹根都會在地下與其他樹根相連，同樣地，沒有人是孤單的，除非自己切斷了那條連線。

　　網路上流傳：「花若盛開，蝴蝶自來。人若精彩，天自安排。」很美麗的說法。只要願意敞開自己，有正向的思維，自然就能吸引更多幫助你的力量，這就是吸引力法則。

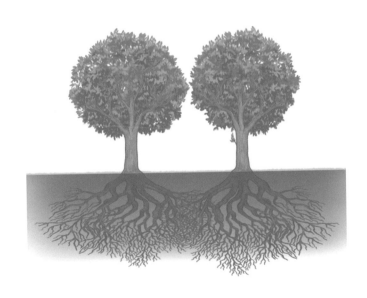

再繼續欣賞〈西雅圖酋長宣言〉中有關人與大地的親密連結，以及尊重土地的提醒吧！

We know the sap which courses through the trees as we know the blood that courses through our veins. We are part of the earth and it is part of us. The perfumed flowers are our sisters. The bear, the deer, the great eagle, these are our brothers. The rocky crests, the dew in the meadow, the body heat of the pony, and man all belong to the same family.

我們可以感受到樹幹裡流動的樹液，一如感受到自己身體內流動的血液。我們屬於大自然的一部分，大自然也是我們生命的一部分。香味四溢的鮮花是我們的姊妹，熊、鹿、鷹是我們的兄弟。晃動的雞冠、草地的露水、小馬的體溫，都和人類屬於同一個家庭。

If we sell you our land, remember that the air is precious to us, that the air shares its spirit with all the life that it supports. The wind that gave our grandfather his first breath also received his last sigh. The wind also gives our children the spirit of life. So if we sell our land, you must keep it apart and sacred, as a place where man can go to taste the wind that is sweetened by the meadow flowers.

如果我們將土地賣給您，勿忘空氣是我們的珍寶，因為它分享活力給所有它所護持的生命。風給予我們先祖生命之初與生命最後的氣息，也給予我們的子孫生命的勇氣。因此，在土地賣給您之後，你必須保留它的獨立性和聖潔，讓人們可以前去欣賞品嚐飄散在風中的甜美花香。

Will you teach your children what we have taught our children? That the earth is our mother? What befalls the earth befalls all the sons of the earth.

過去我們如此教育我們子孫：「大地是我們的母親，會降臨到大地上的一切，也會發生在它的子孫身上。」您願意將這個智慧也告訴您的子孫嗎？

This we know: the Earth does not belong to man, man belongs to the Earth. All things are connected like the blood that unites us all. Man did not weave the web of life, he is merely a strand in it. Whatever he does to the web, he does to himself.

我們早就知道：人類不擁有大地，人類是屬於大地的。所有生物都互相連結，密不可分，成為生命之網，就像人類體內的血液連結所有組織一樣。但人類並不是這個生命之網的編織者，只是其中的一條線而已。當人類試圖去改變生命之網的所有作為，都會報應到自己身上。

As we are part of the land, you too are part of the land. This Earth is precious to us. It is also precious to you.

你和我們一樣都屬於這片大地。這片大地對我們而言是非常珍貴的，對你們而言，也是如此！

人類本就屬於大地，生命來自於大地，大地的能量是飽滿的，讓我們回歸大地，與大地和好，腳踏實地，從大地汲取能量，多接觸大自然，以安頓身心。

同時也要照顧自己內在的脾母，跟自己和好，注意飲食和保暖，調節情緒，脾母健康了，我們也跟著安好。在媽媽的眼中，自己的孩子永遠是她的寶貝。脾母自強不息的提供我們生活的能量，厚德載物的接納所有的是非與成敗，沒有評斷，只有無盡的包容。請趕緊回到脾母的懷抱吧！與脾母一起守護幸福，給自己的人生裝入滿滿的甜滋味吧！

脾胃合婚測字隱藏版

在本書序曲中，我說了一個脾胃合婚測字的故事，其實故事還沒完，這隱藏版現在終於現身，也是這算命仙送給脾小姐的結婚禮物。

算命仙很喜歡脾小姐，決定加碼送她一個測字，請脾寫下自己最喜歡的一個字。不料胃先生馬上說：「我知道！因為我的關係，她肯定最喜歡這個字。」胃先生毫不考慮寫下田字。

算命仙看了田字一眼，抬頭看看脾小姐，「這是你想的字嗎？」。沒想到脾小姐拿起筆，在旁邊寫下「思」和「男」字，胃先生有些驚訝。

算命仙笑著緩緩解釋：「脾小姐真是喜歡田字，思與男也都有田字在上頭，代表妳喜歡土地和大自然，很好！跟妳的人格特質也相符。但在田字下面加上個心就變成【思】，妳是容易多想的人，心思很細膩，但思字的【心】卻碰不到田字，一顆心像氣球一樣虛虛浮浮的，遇到事情會很焦慮，一直想啊想的，容易鑽牛角尖。」脾小姐彷彿心事被看穿了，邊聽邊點頭稱是，連忙問：「那我要怎麼改變呢？」算命仙沒有直接回答，自顧自的繼續說：「你們看，【男】字也是田在上面，但是下面是力，力可以跟田連在一起，表示有力承擔，而且很踏實，這就能破解脾小姐的思慮病了。」胃先生馬上開心指著自己說：「我是男生啊！這不就是在說我嗎？哈哈！」算命仙笑說：

「也可以這麼說啦！所以才說你們是好姻緣。脾小姐心思細，容易想太多、想不開，如果能多帶脾小姐去接觸土地，感受大地的能量，就能避免鑽牛角尖的情況。」算命仙看脾小姐聽得似懂非懂，於是拿起雙色筆寫下了右邊三個字——

苗果油

「只要你走進田裡，親手種下樹苗，慢慢的就會自己向下扎根、向上長出果實。當樹木越長越高大，枝葉茂密，一眼望去就會看到一片綠油油的生命力。你就會發現自己漂浮的心可以安住了，生命有根，人就不會感到空虛。」話一說完，算命仙接著又寫了一個字【里】。

里　　「【田】有四宮格，涵括東西南北四個方位，宇宙天地都在裡面，所以就代表甚麼都有的【全有】也是【飽滿】的概念！我想這也是脾小姐潛意識裡會喜歡田字的原因之一。當我們把田與土字合體就變成【里】，東方人認為有土斯有財，來自土地的豐饒收成，讓人們聚集在一起而成為鄉里。對你們兩人而言，就是共組幸福家庭的意思。祝福你們！」

脾胃聽了非常歡喜受用，起身牽手道謝，熱情的胃經立即表示，「那我們的婚禮，就在戶外開闊美麗的大地上進行吧！」脾小姐聽了很歡喜，因為親近大自然是她最自在的時刻。

第一組經絡團隊：肺經、大腸經、胃經、脾經，標誌生命前期發展過程的生理機能

肺大胃脾四條經絡是十二經絡系統中的前四經，曾在《經絡解密・卷一》的經絡啟航總論中詳細說明，第一組的這四條經是備餐團隊，必須為後續第二組聚餐團隊中最為耗能的心、腎兩臟，提供重要的物質基礎。因此肺大胃脾這四經，涵括了生命前期發展過程中，各項重要生理機能，包括呼吸、進食及繁衍，以維持個人生存及種族延續。

這四條經絡若以身體一日工作流程來看，人們在肺經時刻甦醒，在大腸經時刻排空腸道，接著在胃經旺時，吃進一天之中最為重要的「早餐」，然後由脾經整裝待發，運送給君主之官「心臟」。

肺大胃脾四條經絡從凌晨三點到上午十一點，這晨間八小時為身體儲備了最重要的營養，也是一天之中最具生產力的時段，難怪大家會說「一日之計在於晨」，這個道理中醫早就了然於心。

本團隊中的大腸經與胃經都讓身體強健，是企圖心旺盛的大胃王組合，而身為本團隊的首發與最後經絡，肺與脾都跟關愛有關：肺是寅始、魄力與勇氣，具有開創性；脾是溫柔、包容與滿足，

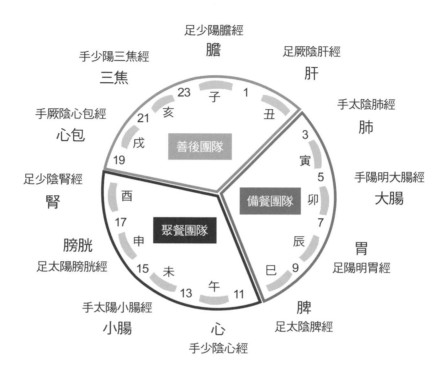

具有幸福感。讓我們帶著這份身心和諧感，繼續前進到身心的君
主國度——卷四的心經與小腸經。

國家圖書館出版品預行編目 (CIP) 資料

經絡解密. 卷三：充滿幸福甜滋味的大地之母 -
脾經 / 沈邑穎作 . -- 初版 . -- 臺北市：大塊文
化 , 2018.07
　　面；　公分 . -- (Smile ; 148)
ISBN 978-986-213-901-1(平裝)

1. 經絡 2. 經絡療法

413.165　　　　　　　　　　　　107009039

LOCUS

LOCUS

LOCUS

LOCUS